Hermann Strobel

«Das Zahnweh, subjektiv genommen...»

WV

Hermann Strobel

«Das Zahnweh, subjektiv genommen...»

Über Zähne, Zahnschmerzen, Zahnärzte und ihre Bedeutung für unseren Seelenfrieden

Walter-Verlag
Olten und Freiburg im Breisgau

Gesamtherstellung
in den grafischen Betrieben des Walter-Verlags
Printed in Switzerland

ISBN 3-530-86055-7

Inhalt

Warum wird einer Zahnarzt?

Dies ist ein Stück meiner persönlichen Geschichte. Ich habe mich oft gefragt, warum ich eigentlich vor vierzig Jahren Zahnarzt wurde und damit einen Beruf wählte, der von den meisten Menschen als lästig, angstbesetzt und manchmal wohl auch als eher «ekelhaft» erlebt wird. Eigentlich hätte ich Arzt werden wollen. Aber da hatte ich, unmittelbar nach Ende des Zweiten Weltkrieges, sozusagen als jüngster Heimkehrer, überhaupt keine Chance. Also dachte ich: Warum nicht Zahnarzt? Als solcher würde man wenigstens genügend Geld verdienen, um sich seinen eigentlichen Interessen widmen zu können. Daß Zähne Objekte «eigentlichen» Interesses sein könnten, daran dachte ich überhaupt nicht. Unser Familienzahnarzt machte jedenfalls nicht den Eindruck, als könnte dies sein. Man traf ihn in Symphoniekonzerten, auf der vordersten Reihe sitzend, und, Gerüchten zufolge, spielte er hervorragend Cello. Er hieß Gottlieb und war auch sonst ein sympathischer Mann. Und jedenfalls war er vielseitig gebildet, zu gebildet, um in ihm etwa einen Techniker auch nur vermuten zu können. Zahnärzte tun sich nicht immer leicht, die Vorstellung des Volkes loszuwerden, sie seien ja «nur» Techniker.

Es könnte sein, daß manche der deutschen Kriegsteilnehmer Zahnärzte wurden, einfach weil sie nur in diesem Fach einen Studienplatz bekamen. Das war um die damalige Zeit so eine Art Lotteriespiel. Noch gegen Ende der vierziger Jahre bewarben sich an einer Universität im Fachgebiet Zahnmedizin pro Semester rund siebenhundert Menschen um einhundertfünfzig Studienplätze. Wie viele von denen mögen gewußt haben, warum sie Zahnärzte werden wollten und was da auf sie zukommen würde? Ich wußte es jedenfalls nicht. Zum Glück nicht, möchte ich nachträglich sagen. Ich hätte mich womöglich an den technischen Aspekten des Berufes gestört und die sinnvollen Werte verpaßt, die sich durch ihn für mich eröffneten. Ich habe diese Berufswahl auch nie bereut.

Viele werden Zahnarzt, weil es ihre Väter oder Mütter waren. Sie sind sozusagen von Geburt an vorprogrammiert für diesen Beruf, weil schließlich irgendeine(r) die vorhandene und mit vielen Mühen aufgebaute Praxis übernehmen sollte. Manche werden Zahnarzt, weil dieser Beruf im Geruche des Reichwerdenkönnens steht. Wenn man es nicht ist zu Beginn, so gibt einem doch jede Bank bei der Praxiseröffnung nahezu unbeschränkte Kredite mit auf den Weg. Und die Bank verlangt nicht einmal Sicherheiten dafür. Das Geld liegt sozusagen im Munde der Leute. Diejenigen, die solchen verlockenden Vorstellungen anhängen, wissen nicht, daß im Schnitt 60% des Betrages, den ihnen eine Zahnarztrechnung auferlegt, für reine Praxisunkosten vom Verdienst abzuziehen sind.

Sie machen sich aber schon gar keine Vorstellung davon, unter welchen Streßbedingungen ein Zahnarzt während seines Berufsalltages steht. Dieser verlangt nicht nur hohe Flexibilität, um sich auf die Widerstände und Ängste der einzelnen Patienten einzustellen, er verlangt dazu auch noch eine enorme Ausdauer, was Geduld und Konzentrationsfähigkeit auf Mikroarbeitsgebieten angeht. Auf diese Dauerbelastungen ist es wohl auch zurückzuführen, daß die Invaliditätsrate infolge frühzeitiger Herz- und Kreislauferkrankungen hoch ist. Statistisch gesehen, leben besonders Zahnärztinnen im Vergleich zum Durchschnitt der Bevölkerung besonders riskant: Im Alter von 20 bis 64 Jahren liegt ihre Lebenserwartung um 19% tiefer (vgl. *V. Wolff*)! So gesehen sind Rechnungen von Zahnärztinnen jedenfalls sicher nicht so unangemessen hoch, wie es auf den ersten Blick aussehen mag. Direkt beneidenswert sind sie also nicht, die Zahnärzte.

Ich kenne Zahnärzte, die sich zunächst zu Schiffsingenieuren oder zu Bauzeichnern ausbilden ließen und erst auf dem zweiten Bildungswege den zahnärztlichen Beruf wählten. Ich erinnere mich auch eines Kollegen, den es als Heranwachsenden mit Neid erfüllte, welche – wie er sich wenigstens vorstellte – doch auch «greifbar» hübschen Helferinnen seinen Zahnarzt umschwirrten, wie Motten das Licht. Und da beschloß er, Zahnarzt zu werden. Einer lief mir über den Weg, der hatte im Krieg einmal in einem von ge-

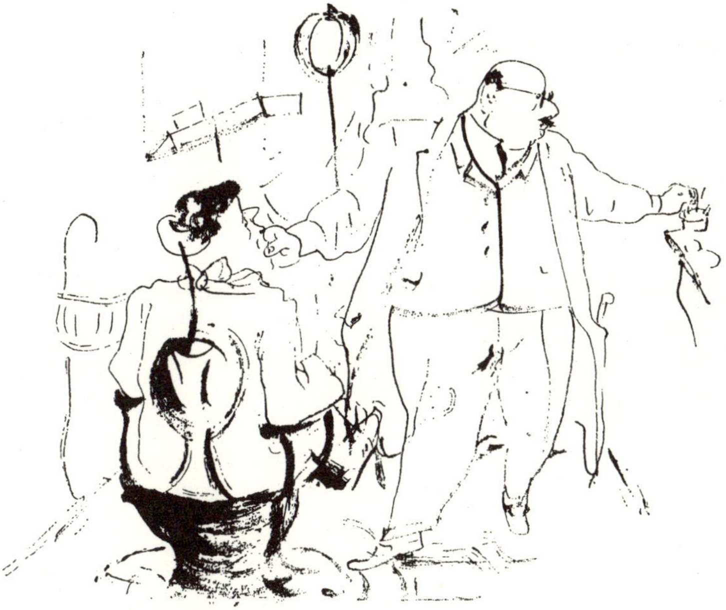

Jeder hat zu kämpfen: «Ach wissen Sie, heute hat's niemand leicht, wir Zahnärzte leben auch nur von der Hand in den Mund.»
Zeichnung von J. Hegenbarth aus «Jugend 1932», Abdruck nach E. Heinrich: Der Zahnarzt in der Karikatur, Abb. 108.

flüchteten Menschen verlassenen Dorf in einer Zahnarztpraxis übernachtet und hatte gedacht, so ein Milieu könnte nach dem Krieg eigentlich auch für ihn passen.
Bei dem Entscheidungsvorgang, warum ein bestimmter Beruf gewählt wird, spielen nach *E. Stauffer* sieben Faktoren oder Skalen eine Rolle: Hilfsbereitschaft, Kreativität, soziale Beeinflussung, Sachbezogenheit, Kopfarbeit, Erlebnisdrang und berufliche Ungebundenheit (*Stauffer,* S. 388). Nach meiner Erfahrung lassen sich alle diese Faktoren mit dem zahnärztlichen Beruf befriedigen. Die Berufswahlforschung berichtet auch von «Einwirkungen der hormonalen Entwicklung während der Pubertätszeit auf die Berufswünsche und Einstellungen zur Berufswelt der heranwachsenden Jugendlichen [...] Mehr Gewicht wird den erbbiologischen Faktoren als Bestimmungsfaktoren der Berufswahl beigemessen.» Es wird auf den Umstand verwiesen, «daß ein Übergewicht der Anlagefaktoren über die Gesetzmäßigkeiten der Umwelt auch bei Temperamenteigenschaften wie z. B. Extraversion, Introversion, nervöse Belastbarkeit, Gehemmtheit, Konformismus zutage gefördert wurde (*Stauffer,* S. 393). Welche Faktoren bei der Berufswahl zum Zahnarzt auch immer eine Rolle gespielt haben mögen, ob sie von Außenstehenden als dubiös angesehen werden oder nicht: Im Zweifelsfall können sich Zahnärzte auf die Hormonsituation ihrer Pubertätszeit berufen!
Subtilere Hinweise gibt uns die Schicksalsanalyse *L. Szondis. Szondi* fand, daß bei der Berufswahl bestimmte Erbfaktoren eine Rolle spielen können.

Er nannte dieses Phänomen Ergotropismus. Es tritt in verschiedener Weise auf, wobei zwischen diesen Weisen gelegentlich Überschneidungen bestehen:

1. Ein Mensch kann sich im Rahmen des Ergotropismus mit genverwandten Individuen beschäftigen: Der Sohn einer schizophrenen Mutter wurde ein bekannter Psychiater, der speziell Psychotherapie bei Schizophrenen betrieb.

2. Bestimmte gefährliche Triebansprüche werden in sozial befriedigender Weise ausgelebt: Verwandte von Pyromanen, also von Menschen, die aus krankhaften Motiven Feuer legen, werden überdurchschnittlich häufig Feuerwehrleute. Unter den Verwandten eines gewalttätigen Menschen, der durch Selbstmord endete, fand sich ein Metzger und ein Chirurg.
3. Beide erstgenannten Formen lassen sich als Ventilergotropismus zusammenfassen, dem der Abwehrergotropismus entgegenzusetzen ist. Hier erfolgt die Wahl des Berufes analog der Abwehrhaltung des Ichs gegenüber zurückzuweisenden Triebbedürfnissen: Menschen mit Zwangscharakter wählen häufig Berufe, die diese Zwänge unterstützen, Arbeiten, die sich in Gewissenhaftigkeit, Genauigkeit und strengem Ritus des Ablaufs erschöpfen (*Huth,* 979 f.).

Folge ich dieser Hypothese *Szondis,* wie *Huth* sie vermittelt, so könnte auch in meinem persönlichen Falle Ventilergotropismus eine Rolle gespielt haben. In der väterlichen Linie finden sich, abgesehen allein von meinem persönlichen Vater, durchwegs hochgeachtete Metzgermeister! Und was den Abwehrergotropismus anbetrifft, so mag der Menschheit vielleicht nur dadurch ein Ausbruch von Gewalttätigkeit meinerseits erspart geblieben sein, daß ich Zahnarzt wurde.

Wenn ich diesen Beruf dann aber nach zwanzigjähriger Tätigkeit verließ und mich ausgerechnet der analytischen Psychotherapie zuwandte, so könnte dies *Szondi* damit erklären, daß es unter meinen Ahnen sicher auch einen Haufen schizoider Zwangscharaktere gegeben haben mag. Ich hoffte jedoch auf die freundlichere Auslegung, mein Ich habe «die Schranken des Erbes, der Triebnatur, der sozialen und mentalen Umwelt durchbrechen (egotrope Wahl) und ein Freiheitsschicksal aufbauen» können. «Dieser Durchbruch ist möglich, wenn der Mensch mit Hilfe seines Ichs an einer überindividuellen sinngebenden Wirklichkeit (Geist) teilzunehmen vermag, indem er sich philosophischen, ethischen oder religiösen Werten verpflichtet fühlt» (*Huth,* S. 981). Hoffen wir das Beste, lieber Leser.

Sicher war es stets vor allem der Mensch, der mein Hauptinteresse und mein Mitgefühl anregte, wenn er auf meinem Behandlungsstuhl saß. Wie konnte man ihm die Angst vor dem Schmerz nehmen? Wie ihm das Gefühl vermitteln, man habe eine «leichte Hand»? Schließlich entdeckte ich, daß es auch an Zähnen Psychalgien gab, und mit ihnen auch die ganze Irrationalität des «Wesens» Zahn. Damit öffnete sich eine faszinierende Welt, die sich schließlich auch im Reich der Träume meiner Analysanden und Patienten spiegelt, wovon ich im Laufe dieser Arbeit einiges erzählen will.

Die Suche nach dem Wurm im Zahn – ein wenig Geschichte des Zahnarztberufes

Der sogenannte «Ebers-Papyrus» ist das älteste Dokument, das über die medikamentöse Behandlung von Zähnen und Zahnfleisch schon bei den alten Ägyptern um 3700 vor Christus berichtet. Er wurde 1875 von *Georg Ebers* in Luxor entdeckt. Ungefähr 2500 vor Christus finden sich bei den Sumerern in Mesopotamien Tontafeln, auf denen verschiedene Anweisungen gegeben werden, wie Zahnschmerzen mit Medikamenten, mechanischen Mitteln, aber auch mit Beschwörungsformeln zu behandeln seien. Auf diesen Tafeln wird erstmals auch die Ursache für Zahnerkrankungen in der Tätigkeit eines Wurmes vermutet.
Der Glaube, ein Wurm fresse einen Zahn von innen her auf, hielt sich vielerorts bis ins 19. Jahrhundert. *Heinrich* berichtet von Vorschriften in Arzneibüchern «widder den wormen». In ländlichen Gegenden seien noch immer Beschwörungsformeln bekannt, wie:

> Schwarzer Stein,
> dring durch Mark und Bein,
> versehr im Zahn die Würmelein.

Bei den bosnischen Zigeunern kenne man als Dämon des Zahnschmerzes einen vierköpfigen Wurm, den «Bitoso». Angeblich pflegten chinesische Zahnbehandler auch heute noch ihren Patienten «einen Wurm vorzuzeigen als Beweis dafür, daß sie ihn aus dem kranken Zahn gelockt hätten». In den von *Heinrich* erwähnten Arzneibüchern muten die Empfehlungen zur Bekämpfung ganz neuzeitlich an, denn sie empfehlen die Anwendung von adstringierenden Mitteln oder das Ausbrennen von Fisteln und Eiteransammlungen mit glühenden Instrumenten (= Kauterisation in heutiger Form, *Heinrich,* S. 19ff.). Der Wurm fraß nicht nur Zähne. Auch Leber, Herz, Magen, Hirn und Ohren konnten von solchen Spezialwürmern befallen werden. Vermutlich geht auf diese Vorstellungen auch das im Volksmund bekannte Bild zurück, in einer Sache sei «der Wurm drinnen» – in Ehen zum Beispiel, die ja oft auch von innen aufgefressen werden (vgl. Abb.).

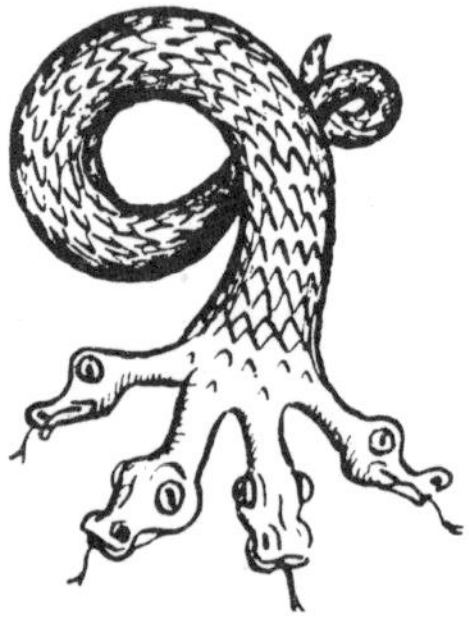

Offensichtlich war man sich des Wertes gesunder Zähne als eines Ausdrucks für Stärke und Lebenskraft schon in biblischen Zeiten bewußt. Im 1. Buch Mose (49,12) weissagt Jakob seinem Sohn Juda, dem Gepriesenen, seine Hand werde seinen Feinden auf dem Nacken liegen, er werde sein wie ein Löwe, dem die Völker zu Füßen liegen. Seine Zähne würden «weiß von Milch» sein, die Augen allerdings – für ein modernes Bewußtsein vielleicht bedauerlich – «trübe vom Wein». Im 2. Buch Mose (Kap. 21), im die Gesetze verzeichnenden Bundesbuch, wird ein Knecht oder eine Magd im Sinne einer Entschädigung freigelassen, wenn ihm oder ihr der Dienstherr einen Zahn ausgeschlagen haben sollte. Weniger menschenfreundlich handelten um 2000 vor Christus Babylonier und Assyrer, wenn sie ihren Untergebenen zur Strafe Zähne auszogen. Die Phönizier erinnerten sich dieser rauhen Sitte im 5. und 4. Jahrhundert vor Christus bei der Einführung von Zahnersatz: Sie pflanzten Zähne, die sie bei ihren Sklaven extrahierten, in herrschaftlichen Zahnlücken wieder ein und fixierten sie dort mit Golddrähten. Wie wir Matthäus 5,38 entnehmen, empfahl Jesus solchem Vorgehen gegenüber jedoch Milde. Nicht Zahn um Zahn solle man vergelten und keiner Bosheit Widerstand leisten. So ließen sich während der Christenverfolgung standhafte Nonnen die Zähne ausschlagen. Schließlich aber machte sich die Kirche so liebenswürdige Methoden selbst zu eigen: Noch im 13. Jahrhundert nach Christus wurden «gewissen Gefangenen, die gegen kirchliche Vorschriften – etwa gegen das Fastengebot – verstoßen haben, zur Strafe die Zähne ausgebrochen» (*Heinrich,* S. 20).

Um 2700 vor Christus schon wurde im alten China die Akupunktur bei Zahnkrankheiten angewandt. Während die Etrusker im 5. und 4. Jahrhundert vor Christus bereits sehr differenzierte Goldgußtechniken für Zahnersatz entwickelten, die hauptsächlich aber der Ästhetik oder der Beseitigung phonetischer Probleme dienen sollten, widmete sich *Hippokrates* (460–370 v. Chr.) als erster den geheimen Zusammenhängen zwischen Zahnerkrankungen und der gesamten gesundheitlichen Befindlichkeit eines Menschen. Er entwarf Instrumente, mit denen er dann auch Operationen an Zähnen und Kiefern durchführte. Man könnte ihn den «Vater der Heilkunde» nennen.

Im 1. Jahrhundert nach Christus befaßte sich vor allem *Celsus* mit den Zahnkrankheiten und ihren Behandlungen, mit der Technik der Extraktionen, aber auch schon mit Orthodontie, also mit der Einregulierung falsch im Kieferknochen stehender Zähne. *Plinius der Ältere* schrieb über Mundhygiene, Mundgeruch und ebenfalls über die Korrektur falscher Zahnstellungen. Einhundert Jahre später war es schließlich *Galen*, der die Hypothese aufstellte, bei Zahnerkrankungen müsse es sich um entzündliche Prozesse handeln (*Heinrich*, S. 20; *Kranz*, S. 1 ff.). Für viele Entwicklun-

gen zur modernen Medizin legte *Galen* mit den Ergebnissen seiner physiologischen Untersuchungen und seinen Tierexperimenten die Grundlage. Modern würden wir ihn einen «Ganzheitsmediziner» mit einem breiten philosophischen und naturwissenschaftlichen Hintergrundsspektrum nennen. Er entdeckte die Autonomie der Herztätigkeit, die Funktion des Lungenkreislaufes und die damit verbundenen Stoffwechselprozesse (*Saunders*, S. 236 ff.).
Im Mittelalter erst verdanken wir Fortschritte in der Anfertigung des Zahnersatzes oder im Bereich der Füllungen vor allem den arabischen Ärzten, die auch Zähne transplantierten, die eigentliche Zahnextraktion aber, ähnlich den späteren Europäern, den Barbieren überließen. Zunächst hatten diese Arbeit in Europa Mönche getan, bis diesen das Konzil von Reims 1131 derartige Tätigkeiten verbot. Bis ins 19. Jahrhundert hinein blieb alles, was mit Zähnen zu tun hatte, das Geschäft der Barbiere, zumal die medizinischen Fakultäten manchen Versuchen, die Zahnheilkunde in den ärztlichen Bereich zu integrieren, die Zustimmung verweigerten. Das erste sich der Zahnheilkunde widmende Buch, das «Arztney Büchlein / wider allerlei kranckeyten und gebrechen der tzeen» erschien anonym im Jahre 1530 in Deutschland. Erstmals wurde in Frankreich um 1697 vom Staat eine Verordnung erlassen, die die Tätigkeit der «chirurgien dentiste» regelte.

Wenn jemand Zahnheilkunde in Frankreich zu praktizieren wünschte, mußte er sich nach diesem Datum in einer Schule für Wundärzte immatrikulieren, während zwei Jahren mit einem anerkannten Dentisten arbeiten, Examen in Theorie und Praxis der Zahnheilkunde ablegen und einen Eid vor dem Chef der Wundärzte leisten. Anerkannte Dentisten beschränkten ihre Praxis jedoch auf die Reichen. Das gewöhnliche Volk ließ sich weiterhin von Barbieren, Zahnziehern und wandernden Scharlatanen behandeln (*Salzmann*, S. 734).

Im 19. Jahrhundert machte die Zahnheilkunde im Bereich der Technik, des Zahnersatzes, der Füllungsmaterialien und

der Anästhesie große Fortschritte. 1854 fertigte *T. Evans* die erste Kautschukprothese an. Seit 1865 gibt es den speziellen Behandlungsstuhl, hinzu kam 1883 die elektrische Bohrmaschine. 1886 entwickelte *C. H. Land* die Porzellankrone, 1895 verbesserte *G. V. Black* das Silberamalgam.
Die vielleicht wichtigste Errungenschaft des 19. Jahrhunderts auf zahnmedizinischem Gebiet war die Entwicklung der Anästhesie. Seit frühesten Zeiten hatte man stets nach Möglichkeiten gesucht, Schmerzen zu lindern. Mit dem Fortschritt der Chirurgie wurde diese Notwendigkeit immer dringender. Nirgends wurde der Mangel so sehr fühlbar wie bei der Extraktion von Zähnen. Obgleich alkoholische Getränke, Hypnose und Narkosemittel, wie z. B. Opium, gelegentlich angewandt wurden, um die Schmerzen während der Operation zu lindern, fanden die meisten Zahnextraktionen ohne jede Anwendung von Anästhesiemitteln statt. Endlich, im Jahre 1840, führten die Amerikaner *H. Wells* und *W. G. Morton* zwei Anästhetika ein: Stickoxyd (Lachgas) und Äther. 1844 hatte sich *Wells* unter Lachgas einen Zahn extrahieren lassen und davon berichtet, er habe dabei keinerlei Schmerzen empfunden (*Salzmann,* S. 735 f.).
Er verwendete es danach erfolgreich bei mehreren Patienten. Aber wie es so ist: als er seine neue Methode vor einem Fachpublikum, Dentisten, Ärzten und Studenten demonstrierte, passierte es, daß «der Patient nach der Extraktion ein Stöhnen hören ließ. Damit wurde das Unternehmen als Fehlschlag interpretiert, obwohl der Patient später zugab, er habe keine Schmerzen gespürt.» Zumal *Morton*, ein Schüler von *Wells*, weil er kein Lachgas auftreiben konnte, schließlich mit Äther vor ebenfalls einem Fachpublikum glücklicher operierte, geriet *Wells* in Vergessenheit, bis er schließlich 1864 doch seine Anerkennung als eigentlicher Entdekker der Anästhesie bekam (*Salzmann,* S. 736).
In der zweiten Hälfte des 19. Jahrhunderts entstanden in Amerika, England, Frankreich und Deutschland zunächst

Ausbildungsstätten für die Erlernung zahnärztlicher Tätigkeiten. Es wurden Berufsverbände gegründet und auch entsprechende Fachliteratur auf den Markt gebracht. Im gleichen Zug machten Bakteriologie, Mundhygiene, Prophylaxe und die verschiedenen Behandlungstechniken bis in unsere Zeit hinein rasante Fortschritte (*Salzmann*, S. 735).
In «Meyer's Konversationslexikon» von 1897 heißt es, der «besondere Stand von Zahnärzten (Dentisten)» werde vor der Berufsausübung bestimmten Prüfungen unterworfen.

Im Deutschen Reich verlangt man von ihnen behufs Zulassung zum Examen einen zweijährigen medizinischen Kursus an der Universität, einen mindestens halbjährigen Kursus bei einem praktischen Zahnarzt und Absolvierung einer Prüfung. Da die Gewerbefreiheit niemand hindert, auch ohne Prüfung die Zahnarzneikunst zu betreiben, so gibt es einen ganzen Stand von Technikern, welche sich mit der Anfertigung und dem Einsetzen künstlicher Zähne beschäftigen. Diese *Zahnkünstler* oder *Zahntechniker* dürfen nicht den Titel «Zahnarzt» führen, sie sind aber die eigentlichen Verfertiger der Ersatzstücke, Gaumenplatten, künstlichen Zähne etc. und treiben ihr Gewerbe häufig in Gemeinschaft mit einem approbierten Zahnarzt (S. 943).

Heute findet die Ausbildung zum Zahnarzt weltweit an Universitäten statt und dauert dort zwischen fünf und sechs Jahren. In manchen Ländern wird vor der Spezialisierung ein vollmedizinisches Studium verlangt. In Amerika spezialisieren sich rund 10% der Zahnärzte auf einzelne Teilgebiete der Zahnheilkunde, in denen sie dann ausschließlich tätig werden. Auch in Europa kennt man zwar Fachärzte für Kieferorthopädie oder für Kieferchirurgie. Daneben gibt es aber in Amerika Zahnärzte, die sich ausschließlich mit der Extraktion von Weisheitszähnen befassen. Neben diesen Spezialisten gibt es noch die für Pedodontie (Behandlung der Zahn- und Munderkrankungen bei Kindern), für Periodontie (Erkrankungen der Mundschleimhaut), für Prosthodontie (Zahnersatz), für Endodontie (Behandlung der Zahnwurzeln) und für Pathologie (Infektionen und Erkrankungen der Mundhöhle) (*Salzmann*, S. 739).

Weltweit haben die Zahnärzte ein recht starkes Standesbewußtsein entwickelt, das zum Teil auch aus den oft sehr mühsamen Auseinandersetzungen mit den Krankenkassen um die Vergütung der notwendigen Leistungen gewachsen ist. In der Schweiz ist es den Zahnärzten bisher erfolgreich gelungen, sich gegenüber in anderen Ländern beobachteten Bevormundungen durch soziale Kostenträger zu wehren. Angesichts der geschäftlichen Tüchtigkeit der schweizerischen Versicherungen liegt die Vermutung nahe, daß auch diese kein besonderes Interesse daran haben können, für zahnärztliche Leistungen Kostenträger zu werden. Das zahnärztliche Standesbewußtsein treibt in der Schweiz auch sonst liebenswürdige Blüten. In einem Bulletin der Schweizerischen Zahnärztegesellschaft SSO hieß es 1987 in einer Adresse des Präsidenten an die Mitglieder:

Ich versichere Ihnen, daß ich alles in Bewegung setzen werde, um unserem Berufsstand die bis zum heutigen Tag so standhaft verteidigte Freiheit zu erhalten und dabei die der Tradition unseres Landes so teuren geistigen, moralischen und sozialen Werte zu bewahren.
Wenn auch die Begeisterung gewisser junger Kollegen einige unserer Mitglieder oder andere Mitarbeiter glauben machen könnte, weder Zeit noch Arbeit habe ihre Grenzen, so werde ich mich nicht durch die Inanspruchnahme durch eine weitreichende Administration, welche letzten Endes der Gesundheit abträglich ist, unterkriegen lassen.
So wird sich auf dem soliden Stamm unserer besten Traditionen mit Hilfe frischer Kräfte neues Laubwerk bilden können, welches sich an die Strömungen eines neuen Geistes anpaßt und wo das Gemeinsame über das Individuelle und die Extroversion über die Introversion siegen werden (*Antonioli,* S. 53).

«Si tacuisses, philosophus mansisses!» möchte man sagen. Der Herr Präsident scheint von Extraversion und Introversion nicht viel zu verstehen. Denn wo die Extraversion über die Introversion *siegt,* das Gemeinsame über das Individuelle, wird es auf die Dauer nicht gut gehen können, und die Gesundheit wird jedenfalls Schaden nehmen. Aber darauf werden wir auch noch zu sprechen kommen.

Was ein Patient mit Fug und Recht erwarten darf

In den Augen des Publikums verfügen Zahnärzte vor allem über praktische Fähigkeiten. Auftretende Probleme sollten sie sicher und objektiv erkennen und schonungsvoll angehen. Gefühle, so meint man, seien bei Zahnärzten nicht gefragt und kämen ihnen wohl nur in den Weg bei der Arbeit. Wichtig ist, daß man als Patient den Mund immer schön weit aufmacht. Das Arbeitsfeld ist möglichst trocken und übersichtlich zu halten. Um dies zu gewährleisten, fährt eine dafür angestellte Helferin dem Patienten mit einem maschinellen Absaugegerät sanft im Mund herum, ohne das Sichtfeld des Zahnarztes zu behindern.

Sind diese Voraussetzungen erfüllt, sollten eigentlich keine größeren Probleme mehr auftreten. Guter Mut und Dankbarkeit sind vom Patienten für die ihm zuteil werdende Behandlung zu erwarten, selbst dann, wenn sie unbehaglich sein sollte. Der Patient seinerseits setzt beim Zahnarzt voraus, er werde ihn nicht nur von Schmerzen befreien, sondern ihm auch solche ersparen, seine Füllungen sollten ein halbes Leben halten, die Prothesen ehemalige gewachsene Zähne so ersetzen können, daß man nicht nur in Äpfel beißen, sondern auch noch anderes essen kann. Vor allem sollten sie einem nicht ins Wort fallen. Und obendrein sollte der Patient in der einen oder anderen Hinsicht auch noch schöner geworden sein, wenn man beim Zahnarzt war. Insoweit scheint alles klar zu sein.

Was die Patienten im allgemeinen nicht wissen, aber vielleicht doch im günstigsten Falle zu spüren bekommen, sind die Folgen von «Unternehmensberatungen», von denen

auch der zahnärztliche Berufsstand mehr und mehr Gebrauch zu machen scheint.
Eine «Unternehmenskultur» wird schon der zahnärztlichen Helferin nahegelegt: Ihre Aufgaben seien, ein «Sympathiefeld» aufzubauen, den Zahnarzt durch «Co-Beratung» zu entlasten und für die «Gestaltung der Praxisatmosphäre» zu sorgen. Zum Thema «Co-Beratung» schreibt *Schiel:*

> Wie plausibel und einfühlend auch der Zahnarzt das Patientengespräch führt – nehmen wir das Beispiel eines Behandlungsplanes –, die Fragen und Einwände fallen dem Patienten oft später ein, und gegenüber der Helferin ist die Barriere des Aussprechens niedriger. Hier kann die Helferin Aufklärungs- und Beratungsaufgaben wahrnehmen, auf Einwände eingehen, die Botschaften des Patienten, die zwischen den Zeilen mitschwingen, entschlüsseln und offene Fragen an den Zahnarzt weitergeben. Wertvolle Zeit, aber auch Mißverständnisse können so ganz nebenbei erspart werden (*Schiel,* S. 1423).

Zur «Unternehmenskultur» des Zahnarztes gehört also inzwischen auch sein Zeitmangel, der ein entsprechendes Marketing erfordert. Wird die Helferin dann zur Vertrauensperson, die eigentlich der Zahnarzt sein sollte? Kann sie «entschlüsseln», was die Sorgen und Ängste des Patienten betrifft? Was ist mit dem ärztlichen Eros geschehen, der zwischen Zahnarzt und Patient bestehen sollte? *Carl* fordert «die Eliminierung von Reibungsverlusten im täglichen Praxisablauf. Voraussetzung dafür ist eine logische und funktionelle Struktur der Praxis-‹Hardware›» (*Carl,* S. 1424). Nach *Carl* gehört zu dieser Hardware auch «ein aktuelles ansprechendes Foto zur Vorstellung des Praxisteams». Im «selbstbewußt» gestalteten Wartezimmer sollte die Dekoration «einerseits beruhigen, vielleicht auch auflockern (Beispiel: Rahmen mit Zahnärztewitzen)». Und:

> Durch bewußte Auswahl einzelner Zeitschriften läßt sich auch die unfreiwillige Präsentation negativer Presseberichte über Zahnärzte im eigenen Wartezimmer vermeiden [...] Es empfiehlt sich auf jeden Fall, die eigene Praxis einmal zu betreten, «als ob man Patient wäre» (*Carl,* S. 1424).

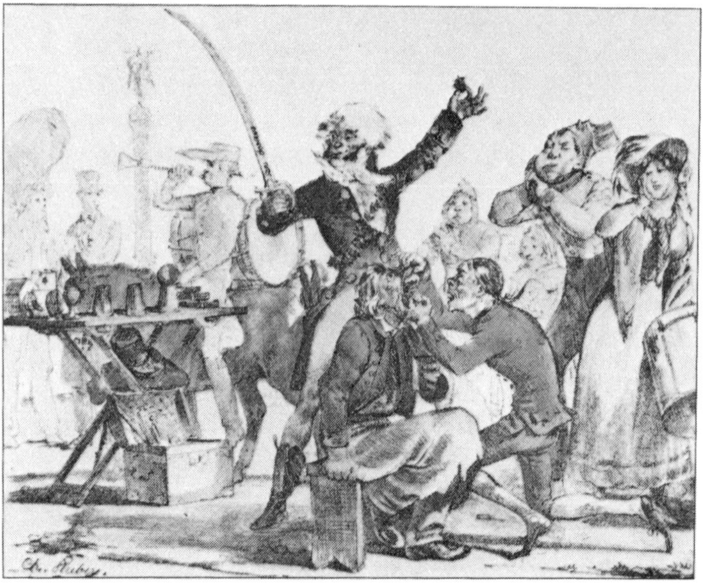

Hurra! Der Zahn ist draußen!
Reproduktion eines alten Stiches nach einer Vorlage der Produits Dentaires S. A. Vevey.

Es ist eigentlich verwunderlich, was Zahnärzten heute alles erst gesagt werden muß: «Aus akustischen und organisatorischen Gründen ist eine vom Patientenbereich möglichst entfernte Lage (des Behandlungsbereiches) sinnvoll.» Im Behandlungszimmer selbst empfiehlt *Carl* an der Decke oberhalb des Behandlungsstuhles zum Beispiel ein Mobile anzubringen: «Der liegende Patient wird es dankbar zur Kenntnis nehmen!» *Carl* denkt auch an die Verabschiedung des Patienten nach erfolgter Behandlung:

Es hat sich bewährt, wenn diejenige Helferin, die im Behandlungszimmer assistiert hat, den Patienten auch verabschiedet oder zumindest zur Rezeption begleitet, um ihrer dort tätigen Kollegin die den jeweiligen Patienten betreffenden Informationen direkt und in Gegenwart des Patienten zu übermitteln (*Carl,* S. 1425).

Vom Zahnarzt ist wiederum nicht die Rede, wenn es um Gefühlsaustausch mit dem Patienten geht. Nach *G. Riegl* vom Institut für Management im Gesundheitsdienst, Augsburg, gibt es für «das echte Anbieten von zahnärztlichen Leistungen [...] nichts anderes als Marketing». «Nicht zu ersetzen ist, daß der Zahnarzt das, was er im Munde des Patienten leistet, diesem hinterher eingehend erläutert und erklärt. Sonst kann der Patient sich nicht mit den Leistungen des Zahnarztes identifizieren» (*Riegl,* S. 341). Warum eigentlich nicht vorher erläutern, sondern «hinterher»? Entspräche das nicht mehr dem von *Riegl* empfohlenen «T. L. C., Tender-Loving-Care»? *Riegl* beklagt, daß Zahnmedizin kein «want-appeal» habe und «kognitive Dissonanzen» zwischen Patient und Zahnarzt das Harmoniegefühl stören könnten. Wer wolle schon «Dentist-Shoppers», sprunghafte und untreue Patienten? Ganz klar formuliert der Professor: «Patienten müssen wollen, was der Zahnarzt will, was sie wollen sollen» (*Riegl,* S. 340). Als Außenstehender möchte man dem Kollegen beistimmen, der da schrieb:

Bei wirklichem Wissen um die Stellung des Heilberuflers im gesellschaftlichen Gemeinwesen hätte man die Eingliederung von Zahnersatz nicht mit einem Autokauf oder einer Urlaubsbuchung vergleichen dürfen (*HHH,* S. 342).

Der Zahnarzt – Zahnbrecher, Zauberer oder Schamane?

J. P. Roth berichtete 1988 über eine gemeinsame Tagung von Zahnärzten und Psychologen zum Thema «Angst und Angstabbau». Dort erfuhr man, daß «über 60 Prozent der erwachsenen Bevölkerung so starke Angst vor dem Zahnarzt habe, daß die notwendigen Arztbesuche oft aufgeschoben werden oder gar nicht stattfinden. Bei Kindern und Jugendlichen gilt sogar ein Anteil von 10 Prozent als unbehandelbar, weil sich die jungen Patienten buchstäblich mit Händen und Füßen gegen die Behandlung wehren. Dem steht ein Zahnarzt gegenüber, der auf die psychologische Seite seines Berufes wenig oder gar nicht vorbereitet ist. Manche Behandlungssituation spitzt sich dadurch zu oder eskaliert. Der Arzt will behandeln und kommt nicht dazu – aufgrund der Angst seiner Patienten. So wird die Patientenangst zum Zahnarztstreß» (*Roth,* S. 14). Erscheint deshalb auch der Zahnarzt so sehr häufig in unseren Träumen, quasi als angstmachendes Agens, als Böses gar? Das ist keineswegs immer der Fall, wie wir später sehen werden.
Zweifellos spielte der Zahnarzt schon im Mittelalter in den Vorstellungen der Menschen eine zwielichtigere Rolle als seine ärztlichen Kollegen. Damals noch «Zahnbrecher» genannt, wurden sie bei den unehrlichen, rechtlosen, verfemten Berufen eingeordnet. Sie gehörten zum «fahrenden Volk». Sie befanden sich somit in jener «bunten Gesellschaft» von «Tierbändigern, Taschenspielern, Seiltänzern und Akrobaten, Sängern und Musikanten, die ihr Gewerbe im Herumziehen von Ort zu Ort betreiben [...] Alle jene, die ‹Wunderdinge› vollführten, hießen schon bei den Römern

‹Fahrende› oder ‹Herumwandernde›» (*Danckert,* S.214f.). *W. Danckert* zählt noch weitere auf: Marionettenspieler, Bauchredner, Tänzer, Bettelpriester, Wahrsager und eben auch Traum- und Zeichendeuter. Wie die Harnsteinschneider und Heilmittelverkäufer schlugen die Zahnbrecher ihre Behandlungsstühle vorwiegend auf Märkten auf. Ihre Stühle stellten sie auf hohe Gerüste, damit das Marktvolk ihre Nützlichkeit auch gut sehen konnte. Um überzeugend wirken zu können, mußten sich die Zahnbrecher aber auch lauthals selbst anpreisen. In schwungvollen Reden zählten sie ihre weltweit bekannten Erfolge auf, was die Behandlung des Zahnwehs betraf, und niemand konnte ganz sicher sein, ob es sich bei ihnen um eine wirkliche Geschicklichkeit oder «Kunst» handelte, der man sich getrost ausliefern durfte. Wie wir bereits gesehen haben, ist das «Marketing» der Zahnärzte heute subtiler und jedenfalls diskreter. Bei ihnen wäre es unfair, die alte Redensart anzuwenden, sie könnten «schreien wie ein Zahnbrecher».

Danckert berichtet auch über eine häufig anzutreffende Personalunion von Springern und Heilzauberern oder Heilkünstlern in der Person eines «Akrobaten» (*Danckert,* S.219). Manchmal trugen solche Zauberärzte und Springer auch Röcke aus Ziegenhaaren. «Tierfellbekleidung bezeichnet von alters her den Schamanen» (*Danckert,* S.218). Verschiedene hinzukommende Merkmale lassen ihn zu dem Schluß kommen:

> Alle als Heilkünstler, Zauberkünstler und Wahrsager wirkenden Leute unter den Fahrenden erscheinen, soweit sie nicht bloß die Künste des römischen [...] Taschenspielers [...], Jongleurs und so weiter fortsetzen, in gewissem Maße *als gesunkene Nachfolger des vorzeitlichen Schamanen* (*Danckert,* S.219).

Auf den ersten Blick scheint diese Verbindung zu ziehen etwas kühn. Das bloße körperliche Engagement macht noch keinen Schamanen aus. Die bei ihm zu beobachtenden körperlich-ekstatischen Zustände kennzeichnen sein Ergriffensein von Geistern, die ihn mit den Ahnen oder Göttern seines Stammes verbinden. Es sind oft durch Erbschaft überkommene Begabungen, spezielle Leidenszustände von Kindheit an, die einen Menschen zum Schamanen quasi vorbestimmen. In Trance erfährt er, daß ihn die Geister auserwählt haben, nach langem Training und entsprechenden Initiationen für das Wohl seines Stammes verantwortlich zu werden. Sie können dann auch Krankheiten erkennen und auch in Trancezuständen heilen, verlorenes Gut wiederfinden und die Zukunft voraussagen. Ganze Stämme nehmen über sie Beziehungen zu ihren Geistern auf, weshalb sie hohes Ansehen genießen.

Zweifellos gehörte aber auch, wie schon erwähnt, bereits bei den Germanen wie auch bei den Griechen die Heilkunst in den sakralen Bereich. In den germanischen Frauen vereinte sich oft kultische und ärztliche Kenntnis: «Nicht nur der angeborene Hang der Frau zur Mithilfe bei Leiden und körperlicher Not, sondern das religiöse ‹höhere› Wissen um des Lebens innere Zusammenhänge macht sie zur Ärztin» (*Bächtold-Stäubli* II, Sp. 1762). Oft gelten «wilde Weibchen», Wald- und Wasserjungfrauen als besonders heilkundig. Auch Frauen, die zwei Knaben geboren haben, sollen besonders befähigt sein zu zauberischer Heilhilfe. «Von einer solchen Frau muß sich, wer eine Verrenkung hat, treten», und «wer das Seitenstechen hat, besprechen lassen» (*Bächtold-Stäubli* II, Sp. 1763).

Derartige Heilerfolge brachten diesen begnadeten Frauen im Mittelalter allerdings schnöden Undank ein: Der Hexerei bezichtigt, verbrannte man sie kurzerhand. Heilen wurde Männersache. Die Priester des Christentums übernahmen von den «weisen Frauen», den Walen, oder den würdigen Druiden die Fähigkeit, Krankheitsdämonen zu vertreiben. Wie *Baldinger* berichtet, können deren diagnostische Fähigkeiten nicht über allen Zweifel erhaben gewesen sein:

Der Bischof Isidor von Sevilla behauptet, die Frauen hätten weniger Zähne als die Männer, und wenn Forestus im 16. Jahrhundert noch dasselbe glaubt, um ein Beispiel aus der Zahnheilkunde aufzuführen, so spricht das nicht nur für geringe Kenntnisse im Volke, sondern auch in den gebildeteren Volksschichten (*Baldinger,* S. 1).

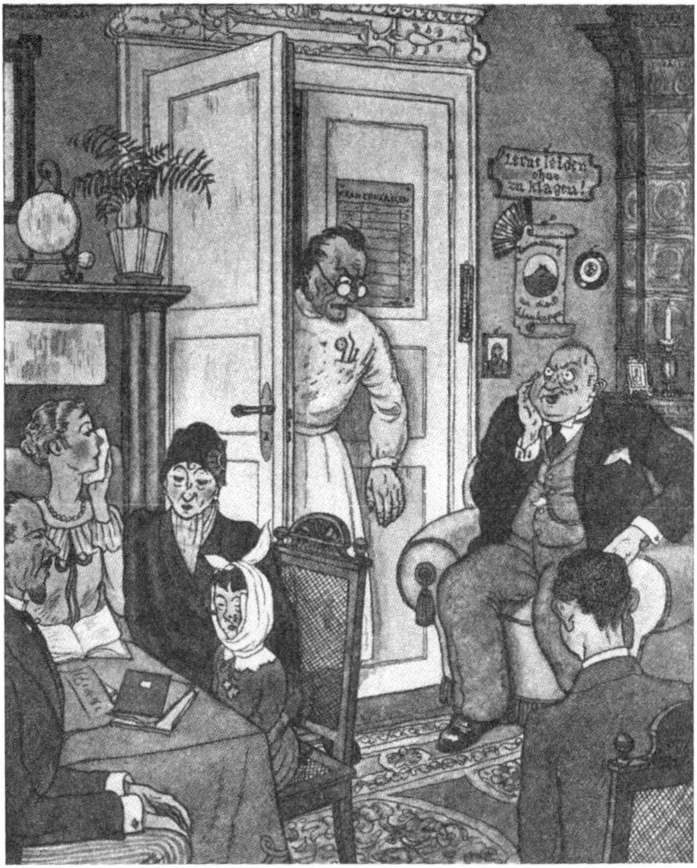

«Keine Angst, wir ziehen die Zähne schmerzlos. Wer trotzdem etwas gespürt hat, bekommt den Zahn zurück.»
Illustration von M. Claus aus «Fliegende Blätter» 1931, Abdruck nach E. Heinrich: Der Zahnarzt in der Karikatur, Abb. 136.

Keinem der ärztlichen Berufszweige haftet daher auch in unseren Tagen noch so sehr das Unheimliche, Zweideutige, Angstmachende an wie dem zahnärztlichen. Vielleicht der Gang zum Proktologen oder zu manchem Frauenarzt mag ähnliche Widerstände und Ängste wecken. Manchmal möchte man meinen, das hübsche Spottlied über die Zahnbrecher gelte auch heute noch als ernstzunehmende Warnung (*Röhrich*, S. 1170):

In Wien kuriert ich einen Mann,
Der hatte einen hohlen Zahn.
Ich schoß ihn raus mit der Pistol,
Ach Gott, wie ist dem Mann so wohl!

Mit wirklich wohlwollenden «Schüssen» beglücken ihre Patienten auch heute noch Zahnärzte aus dem englischen Sprachbereich. Vor beinahe jeder Zahnbehandlung verabreichen sie den Patienten «shots», Spritzen oder Injektionen, um die Behandlung schmerzlos gestalten zu können. So viel menschenfreundlichere Annäherung an Zahnbehandlungen können allerdings auch nicht verhindern, daß Patienten anläßlich auch solcher «shots» gelegentlich ohnmächtig werden. Tatsächlich hat nur eine Minderheit mit Zahnärzten so miserable Erfahrungen gemacht, daß die enormen Ängste vernünftig erklärt werden könnten, mit denen die meisten zum Zahnarzt gehen.

Viele der Überängstlichen geben selbst an, ihre Ängste nicht erklären zu können. Zahlreich sind die Witze um das Thema Zahnarzt und Zahnbehandlung, die die Komplexität des Phänomens unterstreichen. Der Witz dient hier meist dem Abwehrzauber gegen die von da ausgehenden, zu erwartenden Fährnisse oder deren Verniedlichung: «Kennen Sie einen Mann, dessen bloße Berührung Sie erbeben läßt?» wird die kesse Gerda gefragt. «Klar», antwortete diese, «Sie meinen den Zahnarzt!» («Die TAT», 30. März 1968). Dieselbe kesse Gerda, die die bloße Berührung eines Zahnarz-

tes erbeben macht, unterzieht sich aber bei einem Schönheitschirurgen ohne weiteres Verschönerungsoperationen, ohne zu erbeben, obwohl die postoperativen Beschwerden in der Regel erheblich schmerzhafter sind als diejenigen, die ein Zahnarzt zu hinterlassen pflegt.
Zweifellos könnte das komische Erlebnis, das ein Kollege im letzten Weltkriege hatte, einer Witzecke entnommen sein. Seine Stadt wurde von den Truppen des Gegners er-

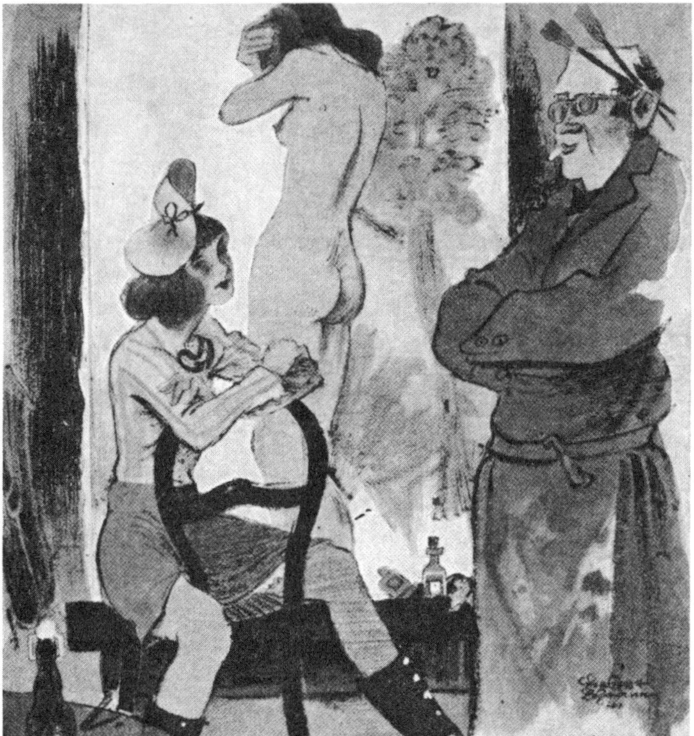

«Haben Sie schon einmal einen Mann kennengelernt, bei dessen leisester Berührung Ihnen jeder Nerv erbebte?» – «Ja freilich – meinen Zahnarzt!» Illustration von Herbert Lehmann aus «Lustige Blätter» 8/1942, Abdruck nach E. Heinrich: Der Zahnarzt in der Karikatur, Abb. 74.

obert, und es kam zu gewalttätigen Plünderungen durch Soldaten. Ein mit Maschinenpistole Bewaffneter wollte auch in seine Villa eindringen. Als der Zahnarzt dessen gewahr wurde, zog er, nicht faul, seinen weißen Kittel an, nahm in die eine Hand eine Injektionsspritze, in die andere eine Zahnzange und eilte dem Eindringling entgegen. Als dieser des so bewaffneten Zahnarztes ansichtig wurde, floh er in panischem Entsetzen, ohne daß es auch nur der geringsten Aufforderung bedurft hätte.
Wenn wir uns also dem Bild «Zahnarzt» nähern, begegnen wir einem scheinbar einfach aussehenden, in Wirklichkeit aber recht komplexen und ziemlich irrationalen Inhalt.

Begegnungen eines Zahnarztes mit dem Irrationalen

Als ich mich einmal anschickte, etwas über die Bedeutung des Schmerzes im Rahmen menschlicher Reifungsprozesse zu schreiben, und dabei meine eigenen zahnärztlichen Erfahrungen einbringen wollte, schien es, als hätte ich damit den Teufel an die Wand gemalt, wie es so schön heißt. Es befielen mich, sozusagen aus heiterem Himmel, heftige Schmerzen am linken unteren Weisheitszahn. Es war ein schön gewachsener Zahn, und auch die Röntgenaufnahme schränkte seine Makellosigkeit nicht ein. Es gab keinen Grund, irgend etwas Krankhaftes auch in dem ihn haltenden Gewebe des Zahnfleisches zu vermuten, es gab keine Zahnfleischtaschen, alles schien in bester Ordnung. Dennoch bildete sich im Kieferwinkelbereich eine heftige Schwellung, die durch ein Ansteigen der Körpertemperatur auf 40° noch dramatisiert wurde. Die Schwellung führte schließlich sogar zu einer Kieferklemme. Ich konnte den Mund nicht einmal mehr als 2 cm öffnen. Der hinzugezogene Hausarzt, angesichts der vorliegenden Röntgenbilder recht ratlos, nahm eine obskure Infektion an, spritzte Antibiotika und verschrieb fiebersenkende Mittel. Allein, sie wollten nicht helfen. Die Situation war sehr unangenehm und in Maßen dramatisch.

Unfähig etwas zu tun, lag ich im Bett und fragte mich schließlich, ob es womöglich irgendwelche psychischen Gründe für diese Beschwerden geben könnte. Es brauchte leider doch einige Tage, bis ich auf diese zunächst für unvernünftig gehaltene Idee kam. Ich überprüfte also meine Tagebucheintragungen der beinahe schon ganz vergangenen Woche und fand bald einen Grund zu stutzen: Am Abend vor dem Tag, an dem das Leiden begann, hatte ich doch in meiner Arbeit über Erfahrungen mit Weisheitszähnen geschrieben, was mir seltsamerweise völlig entfallen war! Als ich das entdeckte, ging es mir nicht besser als anderen Menschen: Ich fand es geradezu läppisch, einen Zusammenhang zwischen meiner Schreiberei und den massiven Beschwerden herstellen zu wollen. In meiner Kindheit waren Krankheiten oft in Zusammenhang mit «Strafe» gebracht worden für irgendein begangenes «Vergehen». Es konnte doch unmöglich sein, daß ich nichts über Weisheitszähne hätte schreiben dürfen?

Trotz ihres bedeutenden Namens werden Weisheitszähne von Zahnärzten eher gering geschätzt. Als Heranwachsender hat man oft ein Theater, bis und wenn sie kommen, nicht selten mit starken Durchbruchsbeschwerden. Im allgemeinen wird ihr Durchbruch zwischen dem 16. und 25. Lebensjahr erwartet. Bei manchen liegen sie quer und kommen nie. Und wenn sie dann da sind, hat man als Zahnarzt und natürlich auch als Patient gelegentlich das Theater, sie wieder herauszuziehen, wenn sie sich als der Weisheit letzter Schluß erweisen, denn oft sind ihre Wurzeln auf eine heimtückische Weise krumm und kreuz und quer mit dem Kieferknochen verbunden. Sie scheinen nur da zu sein, um auf die eine oder andere Weise zu ärgern, wo einer doch schon genug Ärger haben kann, wenn er in die Pubertät kommt und diese mit Glück eines Tages auch übersteht. Moderne Zahnärzte empfehlen deshalb auch, Weisheitszähne möglichst bald zu extrahieren.

Tatsächlich ist Weisheit für viele, die sie haben, eine manchmal wirklich ärgerliche Sache. Sokrates hat man seiner Weisheit halber sogar hingerichtet. Im Alter von 25 Jahren, wenn diese Zähne durchgebrochen sein sollten, Weisheit zu erwarten, scheint verwunderlich, naiv, wenn nicht absurd zu sein. Den heutigen nur? Wenn man bedenkt, daß *Melanchthon* zum Beispiel als 21jähriger Universitätsprofessor für

Altphilologie und Theologie war, könnte das ein anderes Gesicht bekommen. Schon *Hippokrates* jedenfalls nannte diese Zähne «sophronistér», womit er die Verbindung herstellte zu dem zweifellos bescheideneren «Verständig-Sein» eines Menschen, wenn sie durchgebrochen sind. Die Lateiner machten daraus den «dens sapientiae». *Aristoteles* sprach von den «krantéres», den «Vollendern».
Ich dachte also über das alles nach und kam zu dem Schluß, daß es in meinem Falle mit der Weisheit oder Vollendung wohl nicht so weit her war. In der darauf folgenden Nacht träumte ich:

Eine Hexe, so hatte ich herausgefunden, plante einen Anschlag auf mein Leben. Als sie merkte, dass ich um ihren Plan wußte, wurde sie massiv aggressiv und ging mit einem Baumstamm auf mich los, um mich zu erschlagen. Ich hatte das Glück, ihren Angriff zu unterlaufen und sie sogar unschädlich zu machen. Die Hexe hieß: Helena.

Unter «Helena» hatte ich mir bis dahin etwas Reizendes, Verführerisches vorgestellt und keineswegs etwas Häßliches und vordergründig Bösartiges. «Na sowas!» dachte ich also zunächst, als ich aufwachte. Erst dann merkte ich, daß sich mein Gesamtzustand über Nacht offensichtlich gebessert hatte. Die Schwellung war praktisch verschwunden, ich konnte den Mund wieder ganz öffnen, und die Temperaturmessung ergab einen massiven Rückgang auf 37,5°. War bei der ganzen Geschichte eine «Helena» im Spiel gewesen? Und warum ausgerechnet sie? Was konnte sie entweder mit meinem Vortragstext oder mit meinem linken unteren Weisheitszahn zu tun haben?
Ich kannte persönlich keine Frau, die Helena hieß. Ich wußte lediglich etwas von der Helena, die äußerer Anlaß für den Trojanischen Krieg geworden war. Sie, Gattin des Spartanerkönigs Menelaos, ließ sie sich willig von dem in

sie verliebten Trojanerprinzen Paris entführen? Wie auch immer, stets wurde vor allem ihre Schönheit besungen:

> Als sie nunmehr die Helena sahn zum Turme sich wenden,
> Leise redete mancher und sprach die geflügelten Worte:
> Tadelt nicht die Troer und hellumschienten Achaier,
> Die um ein solches Weib so lange ausharren im Elend!
> Einer unsterblichen Göttin fürwahr gleicht jene von Ansehn!
> (*Homer*, Ilias, V. 153–157)

In *Goethes* «Faust II» preisen selbst die ihretwegen in die Gefangenschaft gekommenen Trojanerinnen noch:

> Denn das größte Glück ist dir einzig beschert,
> Der Schönheit Ruhm, der vor allen sich hebt.
> Dem Helden tönt sein Name voran,
> Drum schreitet er stolz;
> Doch beugt sogleich hartnäckigster Mann
> Vor der allbezwingenden Schöne den Sinn.
> (*Goethe*, Faust II, V. 8516–8523)

Mephisto hat sicher recht, wenn er in nämlichem Zusammenhang behauptet: «Wen Helena paralysiert, / Der kommt so leicht nicht zu Verstande» (*Goethe*, Faust II, V. 6568 f.). Immerhin wurden ihr als Mondgöttin Tempel geweiht. Als Tochter der Nemesis hatte sie Schicksalscharakter. Ihre dunkle Zwillingsschwester war Klytämnestra, die ihrerseits zum Vorteil ihres Liebhabers ihren aus dem Krieg heimkehrenden Gatten Agamemnon in der Badewanne umbrachte. Schönheit geht öfter, als man denkt, mit den dunklen Aspekten des Eros einher.

Auch in der Gnosis gab es eine Helena, die «Sophia» oder «Sapientia», also «Weisheit», genannt wurde! Die Anhänger des *Simon Magus* verehrten dessen Gefährtin als «Allmutter», in der Barbelo-Gnosis auch «Mutter der Lebenden», auch «Heiliger Geist» genannt (*von Franz*, S. 171). *Simon Magus* erklärte Helena als «großes Nachdenken, weiblich und Alles erzeugend» (*Jung*, GW 14 I, S. 148). In Helena verkörpern sich gewissermaßen die Projektionen sowohl heller als auch dunkler, schicksalhafter Aspekte des Eros. Warum hatte diese Helena in meinem Traum nur so einen Zorn auf mich, daß sie mich mit einem Baumstamm umbringen wollte?

Der Umgang mit Archetypen verlangt ein größeres Maß an Respekt, Behutsamkeit und vorsichtiger Circumambulation, als dies allgemein angenommen wird. Jeder sollte sich, ehe er mit ihnen umgeht, vergewissern, ob er sich dessen auch genügend bewußt ist, auf was er sich möglicherweise einläßt. Auch wenn man es nicht ohne weiteres vernünftig erklären kann: Ohne es zu merken, ist man ihrem Wirken ständig ausgesetzt, und erfahrungsgemäß verhalten sie sich einem so gegenüber, wie man sich ihnen gegenüber verhält: «Wie du mir, so ich dir.» Reine Natur kennt keine Moral.

Archetypen zeigen sich besonders dann gern von ihrer gefährlichen Seite, betritt man ihren Wundergarten mit allzu großer, allein auf der Ratio basierender Selbstsicherheit. *C. G. Jung* formulierte einmal:

> Die Maske des Unbewußten [...] spiegelt jenes Gesicht, das man ihm zeigt. Feindseligkeit gibt ihm drohende Gestalt, Entgegenkommen mildert seine Züge. Dabei handelt es sich nicht um eine bloße optische Spiegelung, sondern um eine autonome Antwort (*Jung*, GW 12, S. 40).

Lange hat das Weibliche im Unterschied zu dem Männlichen als etwas Minderwertigeres gegolten. Den Weisheitszähnen geht es im Vergleich zu allen anderen Zähnen nicht viel besser. Frauen reagieren sicher nicht besonders erfreut, wenn man ihren Wert nicht angemessen respektiert. Nicht immer gehen sie gleich mit Baumstämmen auf einen los, obwohl man, «versündigt» man sich ihnen gegenüber, manchmal das Gefühl haben könnte, sie täten es, hätten sie dafür nur genügend Kräfte. Die Weisheit der Natur rächt sich, wie wir mehr und mehr sehen müssen, mißbraucht man sie durch intellektuelle Manipulationen ihrer Angebote. Wis-

senschaftliche Gesichtspunkte sind im Umgang mit der Natur oft nichts mehr als lächerlicher Vorwitz.
Irgendwie mußte mir so etwas passiert sein.
Es besteht kein Zweifel, daß Träume Botschaften sind, die gehört werden sollten. Dies empfiehlt sich besonders dann, wenn sie im Zusammenhang mit somatischen Symptomen stehen oder stehen könnten. Und auch dabei muß man sich hüten, sich lediglich intellektuelle Auffassungen darüber zu bilden, will man nicht riskieren, am Wesentlichen vorbeizugehen.

Was hat die Seele mit dem Körper zu tun? – Allgemeines über Psychosomatik

Will man *Wilhelm Busch* Glauben schenken, so hat die Psyche mit dem Körper bzw. die Seele mit dem Zahn sehr viel zu tun:

> Das Zahnweh, subjektiv genommen,
> ist ohne Zweifel unwillkommen;
> doch hat's die gute Eigenschaft,
> daß sich dabei die Lebenskraft,
> die man nach außen oft verschwendet,
> auf einen Punkt nach innen wendet
> und hier energisch concentrirt.
> Kaum wird der erste Stich verspürt,
> kaum fühlt man das bekannte Bohren,
> das Rucken, Zucken und Rumoren –
> und aus ist's mit der Weltgeschichte,
> vergessen sind die Kursberichte,
> die Steuern und das Einmaleins,
> kurz jede Form gewohnten Seins,
> die sonst real erscheint und wichtig,
> wird plötzlich wesenlos und nichtig.
> Ja selbst die alte Liebe rostet –
> man weiß nicht, was die Butter kostet –
> denn einzig in der engen Höhle
> des Backenzahnes weilt die Seele.
> (*Busch,* S. 242)

Man kann also bei besinnungslos machendem Schmerz kopflos werden, indem, wie *von Uexküll* sagt, die äußere Wirklichkeit und ihre Aufmerksamkeit fordernden Angriffe zugunsten einer inneren Realität aufgehoben scheint, die alles Empfinden in sich einschließt und Handeln draußen unmöglich macht (*von Uexküll,* S. 72 ff.).

Doch was hat der Zahn, was haben die Zähne nun wirklich mit der Seele zu tun? Oder anders gefragt: Wirken Zähne und Psyche tatsächlich wechselweise aufeinander und, wenn ja, wie?

Es ist immer noch schwierig, mit Sicherheit etwas darüber auszusagen, was es eigentlich ist, das Psychisches mit Physischem verbindet und umgekehrt. Daß eine solche Verbindung besteht, wissen wir inzwischen vor allem aus der neuroimmunologischen Forschung. Es klingt vielleicht etwas pathetisch, von einer transzendenten Erfahrung zu sprechen, wie wir sie auch in der Quantenphysik erleben können (vgl. *Just*). Bestimmte psychische Konstellationen, das läßt sich empirisch belegen, korrellieren jedenfalls in geradezu oft regelhafter Weise auch mit dem Auftreten somatischer Symptome, mit deren Verschlechterung oder deren Besserung.

Unter Konstellation verstehen wir die Auslösung bestimmter psychischer Vorgänge durch innere oder äußere Reize. Gewisse persönliche Bereitschaften, die durch Vererbung, kollektive Einflüsse der kulturellen Tradition oder Konvention, durch Einflüsse persönlicher Erfahrungen, Liebeszuwendungen oder -entzüge in der frühen Kindheit, durch sogenannte Erziehungsmaßnahmen allgemein entstanden sind, werden aktualisiert und führen zu ganz bestimmten, für die Person typischen Reaktionsweisen: Man ist sozusagen «konstelliert».

Die Konstellation (schreibt *C. G. Jung*) ist ein automatischer Vorgang, der unwillkürlich eintritt, was niemand bei sich selber verhindern kann. Die konstellierten Inhalte sind bestimmte *Komplexe,* die ihre eigene spezifische Energie besitzen [...] Durch jede Komplexkonstellation wird ein gestörter Bewußtseinszustand gesetzt. Die Einheit des Bewußtseins wird durchbrochen und die Willensintention mehr oder weniger erschwert oder gar verunmöglicht [...] Der Komplex muß daher ein psychischer Faktor sein, der, energetisch gesprochen, eine Wertigkeit besitzt, welche zeitweise diejenige der bewußten Absicht übersteigt [...] In der Tat versetzt uns ein aktiver Komplex momentan in einen Zustand der *Unfreiheit,* des Zwangsdenkens und -handelns, wofür unter Umständen der juristische Begriff der «beschränkten Zurechnungsfähigkeit» in Frage käme (*Jung*, GW 8, S. 113 ff.).

Komplexe können nicht nur psychische Anpassungsleistungen verhindern, gelegentlich können sie solche auch mehr als nötig und gesund beschleunigen. Dabei involvieren sie auch das vegetative Nervensystem: Herztätigkeit und -durchblutung ändern sich, Magen, Darm, Atmung, die Haut usw. werden zum Schauplatz der durch die Unangepaßtheit entstehenden Konflikte. Hypophyse und Nebennieren schütten entsprechend Hormone aus. So scheinen zum Beispiel sogenannter «Negativstreß» oder auch depressive Verstimmungen, bloße und womöglich persistierende Schuldgefühle, die zu einem ständigen Grübeln über angenommenes Fehlverhalten führen, das Immunsystem zu behindern oder zu blockieren. Nur schon die auf Beipackzetteln zu Medikamenten gegebenen Hinweise auf mögliche Nebenwirkungen, so richtig es sein mag, sie zu erwähnen, können bei ängstlichen Patienten verhindern, daß die Medikamente nützen, oder sie können zur Folge haben, daß die Nebenerscheinungen tatsächlich auftreten. Lebensfreude oder heiter stimmende Zuwendungen oder entspannende Aktivitäten scheinen das genaue Gegenteil zu bewirken. Es kann unter Umständen lebensentscheidend sein, ob es in kritischen Situationen gelingt, eine positive Grundhaltung beizubehalten oder zu finden.

In diesem Zusammenhang möchte ich auf den beeindrukkenden Bericht des bekannten amerikanischen Publizisten *N. Cousins* hinweisen, der seine dramatische Selbstheilung beschreibt (vgl. *Cousins*).

Cousins erkrankte im August 1964 an ankylöser Spondylitis (einer Erkrankung des Knochengelenksystems mit Befall der Wirbelsäule). Multiple Tumoren bedeckten und lähmten seinen Körper, er litt unter kaum erträglichen Schmerzen. Ein Ärztekonsilium gab ihm eine Überlebenschance von 1:500. *Cousins* schreibt: «Da wurde mir klar, daß, wollte ich der eine von diesen fünfhundert sein, ich mehr als ein nur passiver Zuschauer sein sollte.» Er erinnerte sich, gelesen zu haben, negative Stimmungen könnten auf den chemischen Haushalt des Körpers entsprechend negative Auswirkungen haben:

Unvermeidlich kam mir die Frage in den Sinn, was denn wohl positive Stimmungen bewirken könnten? Wenn negatives Gestimmtsein auf den Körper negativ wirkte, würden dann positive Veränderungen des chemischen Haushaltes durch positive Stimmungen bewirkt werden können?

In *Cousins'* Situation positive Stimmungen in Gang zu bringen, schien ein nicht gerade einfaches Vorhaben zu sein. Doch war er offenbar begabt genug, trotz hoffnungslos erscheinender Prognose sich seiner Seele zuzuwenden. Das schenkt einem Betroffenen oft Ideen, die sich wie Perlen aneinanderreihen und einer Wende zum Besseren den entscheidenden Impuls zu geben. *Cousins* entschied sich, die sterile Atmosphäre des Krankenhauses zu verlassen, die verordneten Medikamente angesichts der ärztlich bestätigten geringen Erfolgsaussicht abzusetzen und sich statt dessen nur noch Vitamin-C-Injektionen geben zu lassen. Zur Schmerzbekämpfung nahm er allein Aspirin. Dann hatte er aber seine beste Idee: Er ließ sich von Freunden einen Filmprojektor ins Zimmer stellen und Kopien von Komikfilmen aus der Stummfilmzeit besorgen. Eine Krankenschwester führte ihm diese Filme vor, und im Wechsel damit las sie ihm aus humoristischer Literatur vor oder erzählte ihm Witze. Er berichtet:

Das wirkte. Ich machte die freudige Entdeckung, daß zehn Minuten zwerchfellerschütternden Lachens einen schmerzvertreibenden Effekt hatten. Sie brachten mir außerdem an die zwei Stunden schmerzfreien Schlafes. Sobald ich merkte, daß der Schmerz wiederzukommen drohte, schaute ich mir den nächsten Film an.

Tatsächlich zeigten jeweils vorgenommene Kontrollen der Blutsenkungsgeschwindigkeit deutliche Verlangsamungen. Angesichts solcher meßbaren Erfolge beschreibt der Patient:

Selten habe ich eine ähnliche Begeisterung empfunden. Der Puls rast nicht mehr, das Fieber geht zurück... Ich brauche keine Medikamente mehr und keine Schlaftabletten! Der Schlaf, gesegneter, natürlicher Schlaf ohne Schmerzen, wird immer länger!

Einige Monate später schon kann *Cousins,* bestaunt von der medizinischen Fachwelt, nicht nur wieder arbeiten. Er trieb Sport, ja, er spielte sogar wieder Klavier. Er kommentiert:

Ich habe eingesehen, daß ein Mensch keine Maschine ist, daß der Mensch aber offenbar eine Fähigkeit zur Selbstheilung in sich trägt: sich das zu geben, was er wirklich braucht und zu verarbeiten, was passiert. Die Kraft zur Erneuerung gehört zum Kern menschlicher Ganzheit. Manchmal ist diese Kraft blockiert oder unterentwickelt. Zu den wichtigsten Aufgaben des Arztes gehört es dann, den Patienten wieder an diese Kapazität anzuschließen und sie voll zur Wirkung zu bringen.

Wir könnten sagen: In *Cousins'* Fall führte eine extreme Notlage die Enantiodromie destruktiver Entwicklungen herbei. Sein Ich stellte sich bewußt in die Mitte zwischen die Gegensätze Zerstörung oder Heilung. Es überwand konventionelle, sozusagen ideologische Komplexe, die einen Patienten bedingungslos an Ärzte und ihre Kunst ausliefern. Es wurde dadurch selbständig, entdeckte die Fähigkeit zur Selbstheilung und nutzte sie. *Cousins* wagte das Risiko, die eigene Wahrheit zu entdecken, was allemal schon den entscheidenden Schritt zu einer Heilung bedeuten kann.
Die bewußte seelische Entscheidung, so zeigt dieses Beispiel, war entscheidend für den Fortgang der Krankheit und den Heilungsprozeß. Nicht immer ist eine solche Selbstbeeinflussung so deutlich auszumachen. Und die wissenschaftlichen Theoretiker und Praktiker zögern noch mit definitiven Aussagen.

B. Bahnson und andere Forscher sind sich darüber einig, daß sich ungelöste seelische Konflikte in das biologische Medium, mithin in den Organismus, entladen.

Alle Veränderungen der sozialen Umwelt (so *B. Bahnson*), Gefühle, Gemütsbewegungen, Schmerz und Schreck etwa, aber auch Erregung, äußern sich zugleich im Verhalten *und* in körperlichen Vorgängen. Alle emotionalen Spannungen haben ein stoffliches Äquivalent («Der Spiegel», 31. 10. 1977).

Zahlreiche Spezifitätsmodelle (vgl. *Janus*) sind in den vergangenen achtzig Jahren entwickelt worden, um die Geheimnisse der Schaltvorgänge vom Psychischen zum Physischen und umgekehrt zu erklären. *H. G. Wolff* zum Beispiel meint, «daß der psychosomatische Patient, weil er keine Möglichkeit zu einer integrierten Konfliktlösung findet, auf bestimmte symbolische und reale Bedingungen seiner Leiblichkeit und Lebensbezüge mit biologisch vorgegebenen Anpassungs- und Schutzfunktionen reagiert, deren pathologischer Leerlauf das Symptom bildet» (*Janus*, S. 135).
Der Psychoanalytiker *F. Alexander* definierte «Psychosomatik» «als Forschungsmethode der gleichzeitigen und koordinierten Verwertung körperlicher und seelischer Befunde». Zur Manifestation einer psychosomatischen Störung sei ein «konstitutioneller Faktor X erforderlich» (*Janus*, S. 137). *Alexander* gibt sich, was die krankheitauslösenden Ursachen angeht, zurückhaltend:

Die ätiologische Frage wird zur Zeit als unentscheidbar offengelassen. Es bieten sich zwei Möglichkeiten an:
a) Die psychischen Faktoren beeinflussen neben anderen, zum Beispiel konstitutionellen Faktoren, das organische Geschehen;
b) psychische und somatische Störungen sind Ausdruck einer gemeinsamen Disposition (*Janus*, S. 138).

Nach *Alexander* hat «jeder emotionale Zustand sein eigenes physiologisches Syndrom» (*Alexander*, in *Janus*, S. 139).

Den Zentralkonflikt psychosomatischer Erkrankungen sieht er auf der Basis von Störungen in der frühen, präverbalen Mutter-Kind-Beziehung, die den Betroffenen in einer entsprechenden, unbewußten Abhängigkeit hält, die unvermeidlich zu Konflikten führt.

Max Schur beschrieb die Verwandlung psychischer Prozesse in somatische Manifestationen als «Resomatisationen». Der Betroffene wird Opfer einer regressiven Dynamik, die ihn identisch mit Situationen oder Zuständen seiner Umgebung macht, wie dies bei einem Säugling der Fall ist. Als solcher lebte man in einer vollkommenen Symbiose mit der Mutter. In allen Bezügen nahm man an ihren Freuden und Leiden, Ängsten und Krankheiten teil. Ungefähr ab dem 18. Lebensmonat setzt die sogenannte «primäre Individuation» ein: Das Kind beginnt, sich von der Mutter fortzubewegen und sich zu unterscheiden. Es beginnt, sich auch sprachlich auszudrücken. Es setzt die «Desomatisierung» ein, psychische Energien werden immer mehr mit psychischen als mit somatischen Mitteln beherrscht. Bei der Resomatisierung geht die eigentlich gewonnene Differenzierungsfähigkeit des Ichs zwischen Subjekt und Objekt zunehmend in eine ähnliche, unter Umständen relativ totale Abhängigkeit der äußeren und inneren Dynamiken (*Spitz*, S. 244f.).

Nach *H. Schultz-Hencke* erfolgt die Ausbildung zu bestimmten Neurosestrukturen auf Grund von Störungen der Antriebsentwicklungen in den ersten fünf Lebensjahren. Erfolgt die Traumatisierung im ersten Lebensjahr, soll dies zu einer schizoiden Struktur führen. Somatisch werden dieser Hauterkrankungen wie Ekzem, Allergien, Asthma, tiefe vegetative und andere Störungen zugeordnet. Erfolgt die Traumatisierung gegen Ende des ersten Lebensjahres, entwickelt sich eine depressive Struktur mit Symptomen wie Eßstörungen, Anginen, Magenfunktionsstörungen, Schlafstörungen, Erschöpfungszuständen und anderem. Die zwangsneurotische Struktur bildet sich nach Störungen im zweiten Lebensjahr heraus. Darmstörungen, Kreislaufstörungen, Hypertonie, Angina pectoris, Weichteil-Rheumatismus, muskuläre Verspannungen im Spannungskopfschmerz und funktionellen Zervikalsyndrom ordnen sich hier somatisch zu. Im vierten und fünften Lebensjahr kommt es durch Antriebsstörungen zur Bildung einer hysterischen Struktur. Sexuelle Funktionsstörungen, Angstäquivalente wie Extrasystolie, Herzklopfen, Schweißausbrüche, Funktionsstörungen des Sprechens, Gangstörungen, Hyper- und Hypalgesien, psychogene Blindheit oder Taubheit, Schwindel und Ohnmachten bilden hier ein reiches Ausdrucksfeld (*Schultz-Hencke*, S. 135).

Die Transpersonale Psychologie geht noch einen Schritt weiter in ihren Überlegungen. Für *S. Grof* und andere laufen schon im Geburtserlebnis, auf der perinatalen Ebene des Unbewußten, «emotionale, physiologische und biochemische Prozesse gleichzeitig» ab. «Die emotionalen und biologischen Phänomene sind zwei Seiten ein und derselben Münze und können auf einen gemeinsamen Nenner reduziert werden, den Prozeß der Geburt» (*Grof*, S. 241). *Grof* erklärt auftretende psychosomatische Manifestationen als Begleiterscheinungen emotionaler Störungen, die sozusagen fixierte individuelle, unbewußte perinatale Erfahrungen spiegeln.

Nach *Alexander* spielen bei der Abwehr solcher Fixationen oder Abhängigkeiten konstitutionelle Faktoren eine Rolle. Hinter psychosomatisch bedingten Obstipationen, um ein Beispiel zu nennen, kann dann folgende Haltung stehen: «Ich kann von niemandem etwas erwarten und brauche daher auch niemandem etwas zu geben. Ich muß mich daran halten, was ich habe.» Der Patient fühlt sich als Opfer einer Spannung zwischen den Polen «Abhängigkeit» und «Unabhängigkeit» und kann sich aus dieser konstitutionell bedingten Polarität nur schwer lösen.

Janus beschreibt in seiner Arbeit über die verschiedenen Spezifitätsmodelle die *Alexander*sche Differenzierung:

Innerhalb dieses Abhängigkeitskonfliktes gibt es [...] zwei Lösungsmöglichkeiten, eine passiv-hilfesuchende Tendenz und eine überkompensierende, aggressiv-feindselige Tendenz. Aus diesen beiden Lösungsmöglichkeiten des Abhängigkeitskonfliktes ergeben sich zwei Grundgruppen von psychosomatischen Erkrankungen:
a) die Gruppe, in der verdrängte, regressiv-abhängige Strebungen symptombildend sind (Ulcus, Asthma, Colitis, Diarrhoe u. a.);
b) die Gruppe, in der aggressiv-feindselige Strebungen symptombildend sind (Hypertonus, Migräne, Arthritis u. a.) (*Janus*, S. 141).

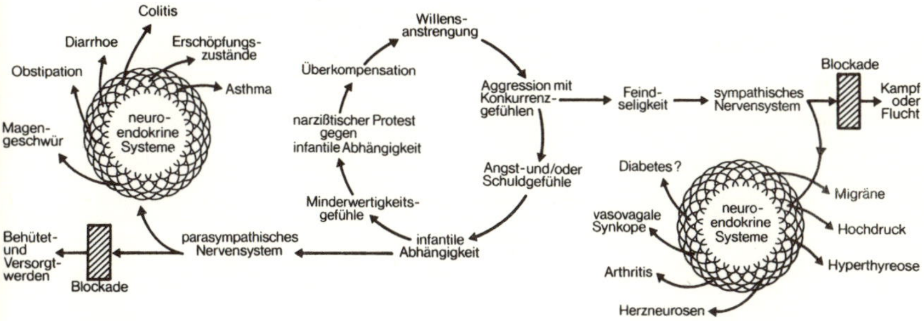

Schema zur Systematik der psychosomatischen Erkrankungen nach *Alexander*, Psychosomatische Medizin, 1971, S. 43, Abb. 1 (zit. nach *Janus*, S. 143).

Alexander verdeutlichte seine Differenzierungen in einem Schema (*Alexander* in *Janus*, S. 143). Das Schema (siehe Abb.) beschreibt anschaulich den Teufelskreis, in dem ein Mensch operiert, wenn er sich seiner Abhängigkeit von Komplexstrukturen unbewußt bleibt, deren Prägung auch *Alexander* in der Kindheit ansiedelt: Zunächst stellen sich mehr oder weniger diffuse Minderwertigkeitsgefühle ein, die ihrerseits mit einer Protesthaltung beantwortet werden. Im Sinne einer Projektion findet man die auslösende Situation «ekelhaft» und sich selbst als Versager, oder mindestens irritiert. Solche seelischen Erfahrungen wiederum können die Auslöser für körperliche Erkrankungen oder Empfindungen sein. *W. Bräutigam* und *P. Christian* kommentieren die Theorie Alexanders 1973 mit den folgenden Worten:

Sie hat bis heute entscheidenden Einfluß auf das psychosomatische Denken, denn es ist keine auch nur vergleichbar in sich geschlossene Theorie an ihre Stelle getreten (*Bräutigam* und *Christian* in *Janus*, S. 144).

Die Wechselbeziehung zwischen körperlichen Symptomen und seelischen Konflikten hat *C. G. Jung* nie im Sinne einer systematischen Psychosomatik behandelt. Aber an zahlreichen Stellen erwähnt er entsprechende Einflüsse, oft im Zusammenhang mit sogenannten hysterischen Erscheinungen, aber auch im Hinblick darauf, daß «pathogene Konflikte häufig bis in die Kindheit zurückreichen und [...] mit den Erinnerungen an die Eltern zusammenhängen» können (*Jung*, GW 8, S. 333f.) und ganz besonders mit der «Störung der natürlichen Tätigkeit des Unbewußten» zu tun haben, die dann «wohl die wesentliche Quelle der sogenannten psychogenen Erkrankungen» sei (*Jung*, GW 8, S. 401). Ganz klar hat Jung seine Auffassung in seiner Würdigung des *Paracelsus* zum Ausdruck gebracht:

Die Menschenseele steht keineswegs außerhalb der Natur. Sie gehört zu den Naturerscheinungen, und ihre Probleme sind so wichtig wie die Fragen und Rätsel, welche die körperliche Krankheit aufgibt. Zudem existiert wohl kaum eine Krankheit des Körpers, bei der nicht psychische Faktoren mit hereinspielen, wie bei so vielen psychogenen Störungen auch körperliche Momente in Frage kommen (*Jung*, GW 13, S. 178).

Die Kenntnisse der heutigen Medizin, so schreibt *Jung* 1940, rechnen durchaus mit den Einflüßen, wie sie Phantasien oder allgemein Seelisches auf den Körper ausüben können. Die Wechselbeziehungen zwischen Körper und Seele können sich auf die verschiedensten Lebensbereiche beziehen und Krankheitssymptome bewirken, wie sie oben von

Alexander beschrieben wurden. Neuerdings hat sich *Th. von Uexküll* eingehend mit psychosomatischen Zusammenhängen befaßt und dabei den großen Bereich des psychosozialen Feldes mit berücksichtigt, also das Wechselspiel zwischen Mensch und Umwelt und deren gegenseitige Beeinflussung.

Auch diesen Gedanken findet man bei *Jung* schon ausgesprochen. Seine Vorstellung, von der Persona, der nach außen gezeigten Erscheinung von Selbstidealen, die wiederum von der Umwelt im weitesten Sinn geprägt oder gar gefordert sind, deren Befolgung, wenn sie nicht mit dem inneren Wesen übereinstimmen, zur Starre, und deren Verweigerung, wenn sie auf Versagen oder Unfähigkeit zurückzuführen ist, zu Schuldgefühlen und Minderwertigkeitsgefühlen führen können.

In der Regel fehlt es an der Kraft und auch an der Bewußtheit bezüglich der eigenen Komplexstrukturen und ihrer Psychodynamik, um die objektiven seelischen Grundlagen dieser «Minderwertigkeit» untersuchen zu können. Schon ganz und gar verlustig gegangen ist auch die Einsicht, daß sogenannte «Schwächen» Menschen viel eher verbinden als sogenannte «Stärken».

Im «Berliner Seminar» von 1933 hat *Jung* über die Stärken und Schwächen des Mannes ausgeführt, daß gerade der Mann ein großes Stück Selbstüberwindung dazu brauche, sich irgendwie abhängig zu erklären. Sein Stolz verlange nämlich, daß er nicht abhängig sei. Deshalb wolle er die Existenz solcher Seiten seiner Persönlichkeit möglichst verheimlichen, die ihn abhängig erscheinen ließen. Meistens werde in solchen Fällen eine Pose angenommen. Die stelle sich einer wirklichen Beziehung aber stets in den Weg. Sie verhelfe lediglich zu einer Machtstellung oder einer Gegenüberstellung, zu einer Konfrontation, die aber niemals menschliche Beziehung sein könne. Die «Pose» wird Ausdruck der Kompensation, manchmal der Überkompensation. Das Verhalten des Betroffenen bekommt dann etwas Übertriebenes, oft «extravagant» Wirkendes. Er «macht Eindruck», als ob er eine Persönlichkeit wäre. Gemäß dem *Jung*schen Konzept identifiziert er sich mit seiner «Persona». Er spielt eine Rolle.

Die Persona täuscht Individualität vor, sie ist eine Maske, die das überkompensierende Ich zur Tarnung seiner Schwäche überstülpt. Lediglich die Wahl der Maske hat etwas Individuelles. Die Maske selbst drückt nur aus, wie das abhängige Ich im aktuellen Anlaß meint, daß man sein sollte.

Im gesunden Ausmaß entspricht die Persona zwar einem Bedürfnis der Umwelt: Diese ist, um nicht beunruhigt zu werden, auf gewisse regelhafte Verhaltensweisen angewiesen. Diese wiederum sind über Jahrzehnte zu einem «common sense» gewachsen, der sozusagen einer kollektiven «Vernünftigkeit» entspricht. Jeder hat auf diese Weise, ob er will oder nicht, seine soziale «Rolle», auf die er von der Umgebung auch festgelegt wird: Man erwartet von «Reichen» zum Beispiel andere Verhaltensweisen als von «Armen»; von Ärzten andere als von Künstlern, von «Christen» wider jede Vernunft andere als von Nichtchristen. Von in Gesundheitsdiensten arbeitendem «Hilfspersonal» wird einfach erwartet, daß es zu einem Schundlohn arbeitet, es hat «idealistisch» zu sein, die «Humanität» verlange das, usw. Man könnte solche Einstellungen leicht für geistesschwach halten. Realistisch gilt jedoch noch immer:

> Anders zu denken, als man heutzutage eben denkt, hat immer den Beigeschmack des Unrechtmäßigen und Störenden, ja es ist sogar so etwas wie unanständig, krankhaft oder blasphemisch, darum für den einzelnen sozial gefährlich [...] Der Seele eigene Substanz zu geben, ist dem Zeitgeist zuwider, denn das wäre Ketzerei (*Jung*, GW 8, S. 175).

In allen Fällen, in denen das perfekte Spielenkönnen einer Rolle im Sinne der Überkompensation zu einer Frage wird von Sein oder Nichtsein, kommt es gewöhnlich zu einer chronischen Überforderung der Kräfte und Möglichkeiten des natürlichen Ichs. Es gerät in Streß und macht sich gelegentlich dabei womöglich auch noch lächerlich. Die Umgebung spürt manchmal eben doch, wenn es bei einem «nicht so recht stimmt». Dies vergrößert die Willensanstrengungen des mit der angenommenen Rolle Identifizierten, die Situation unter allen Umständen zu beherrschen. Bald wird er von Ängsten, Zwangsvorstellungen gejagt, er reagiert mimosenhaft affektiv auf Banalitäten, die den Erfolg seiner Anstrengungen in Frage stellen, wird launisch, nörglerisch, seine Reaktionen bekommen etwas Explosives, im destruktiven Falle wird er gewalttätig. In manchen Mitmenschen sieht er nur noch Konkurrenten, auch da, wo es nicht den geringsten Anlaß dafür gibt. Die Beziehungsfähigkeit wird nur noch bestimmt von dem Spektrum der Macht und der Ohnmacht. Er gibt an, alles «klar zu sehen», und irgendwo merkt er selbst, daß diese Klarheit ihn unberechenbar und oft auch grausam macht. Er will es allen «beweisen», die an dem zweifeln, was er für «Klarheit» ausgibt. Allmählich umgibt ihn eine Aura von Feindseligkeit. Am liebsten möchte er schließlich «alles zusammenschlagen» oder «alles hinschmeißen». Zugleich entwickelt ein so geplagter Mensch Schuldgefühle, er klagt sich an, ständig zu versagen. Seine situationsbedingten Abhängigkeitsgefühle steigern sich, und auf dem Teufelskreis beginnt unweigerlich die nächste Runde.

Hält dieser Zustand längere Zeit an, können sich aus dieser allgemeinen Blockade Affektionen entweder des sympathischen oder des parasympathischen Nervensystems beimischen. Im ersteren Falle beobachten wir Symptome der Hypertonie (des Bluthochdrucks), auch der Hyperthyreose (Überfunktion der Schilddrüse). Wir beobachten Herzneurosen, rheumatische Beschwerden, Gelenksentzündungen, Kreislaufstörungen bis hin zu relativ kurzdauernden Kollapszuständen oder Migränen.

Soweit nicht schon vorher ein geheimes, meistens aber nicht zugegebenes ausgeprägtes Bedürfnis bestand nach Geborgenheit und Versorgtwerden durch mitfühlende und liebende Menschen, führen spätestens nun diese subjektiv als sehr unangenehm empfundenen körperlichen Zustände zu einer kaum stillbaren Sehnsucht nach Aufgehobensein. Bleibt diese chronisch unerfüllt, kann sich der Parasympathicus einschalten, und wir beobachten dann die Entwicklung von Magengeschwüren, Verstopfungen oder häufigen Durchfällen bis hin zu schweren Entzündungen des Darmes. Auch Asthma kann die Unfähigkeit ausdrücken, einmal «auszuschnaufen», sich gehen zu lassen und hingeben zu können. Schließlich stellen sich diffuse Erschöpfungszustände ein.

Die Zähne – Informanten seelischer Leiden?

Verglichen mit anderen Disziplinen der Medizin, kennzeichnet sich die psychosomatische Literatur in der Zahnheilkunde durch bescheidene Dürre. Als ich mich im Herbst 1989 telefonisch in der Bibliothek einer großen Universitätszahnklinik nach solcher Literatur erkundigte, begegnete ich seitens der offenbar zuständigen Kollegin einem unverhohlenen Mißtrauen. Zunächst schwieg sie einen Moment. Dann sagte sie widerwillig: «Also wenn es um Zahnschmerzen geht, handelt es sich immer um ein Loch!» Wahrscheinlich hielt sie mich für einen kompletten Idioten. Auch in den Zahnarztpraxen hält man nach wie vor an einer weitgehend kausalbezogenen mechanistischen, physiologischen Anschauung bezüglich auftretender Beschwerden im Zahn-, Mund- und Kieferbereich fest. Es hat zwar in den letzten sechzig Jahren immer wieder Ansätze einzelner gegeben, zu einer mehr ganzheitlichen Anschauung zu kommen, wobei sich besonders *W. Balters* seit 1949 wiederholt verdient gemacht hat. Nach *C. Herrmann* (S. 761, Anm. 1) wurde an den Universitäten von Mailand und Bologna inzwischen die von *Balters* mitangeregte Psychodontie Lehrfach im Rahmen des Studiums der Zahnheilkunde. Dies scheint bedauerlicherweise aber noch keine wesentliche Breitenwirkungen entfaltet zu haben. Noch 1977 sehen auch *B. Luban-Plozza* und *W. Poldinger* psychische Symptome lediglich als *Folge* von Störungen im Zahn-, Mund- und Kieferbereich (*Luban-Plozza* und *Poldinger,* S. 99 ff.). Beide Autoren erwähnen besonders psychische Reaktionen als Folge von Zahnverlust, dadurch bedingte Beeinträchtigungen des eigenen Aussehens; Verschlechterung der Kaufähigkeit, Anpassungsschwierigkeiten an notwendig gewordenen Zahnersatz; Schuldgefühle wegen einer Vernachlässigung der rechtzeitigen Zahnpflege. Erwähnt werden auch Zusammenhänge mit dem Auftreten von Kiefermißbildungen und natürlich das bereits schon beschriebene Phänomen der Angst vor dem Zahnarzt und den durch ihn zu erwartenden Schmerz. Aus meiner persönlichen Erfahrung kann ich *Herrmanns* Beobachtung ohne Einschränkung bestätigen, daß im praktischen Zahnarztalltag Zahnkaries, Parodontose und Zahnstellungs- oder Kieferanomalien «weitgehend nur bakteriologisch, erbmäßig oder konstitutionell bedingt gesehen» werden (*Herrmann,* S. 757).

Den Zahn ziehen oder auf ihn hören?

Auch ich selbst pflegte in den ersten fünfzehn Jahren meiner ehemaligen zahnärztlichen Tätigkeit, wie ich es im Studium gelernt hatte, zum Beispiel bei starken Zahnschmerzen mit über ganze Kieferseiten ausstrahlenden heftigen, stechenden, ziehenden oder klopfenden Beschwerden, thermisch, chemisch, mechanisch ausgelöst, oder auch spontan auftretend, den vom Patienten angeschuldigten Zahn entweder zu devitalisieren und mit einer Wurzelfüllung zu versehen oder ihn zu extrahieren. Ich verhielt mich sozusagen «lege artis». Schließlich entsprach dies der gültigen Lehrmeinung einerseits und andererseits auch durchaus den Erwartungen der Patienten. Der Zahnpatient erwartet möglichst rasche und dauerhafte Befreiung von seinen Schmerzen unter Anwendung möglichst schonender Mittel. Er erwartet nicht, auch noch mit Fragen nach seinem seelischen Befinden belästigt zu werden. Das geht den Zahnarzt nichts an, wie er meint. In den meisten Fällen scheint sich ein so gewünschtes Vorgehen auch zu bewähren.

Interessanterweise bewährt sich dieses Vorgehen in der Mehrheit der Fälle selbst dann, wenn man als Zahnarzt durchaus unsicher ist, ob der vom Patienten angeschuldigte Zahn auch wirklich Anlaß zu einer Klage geben kann. Diese Erfahrung hat geradezu etwas Verführerisches, trotz aller Zweifel stets so zu verfahren. Bringt die Behandlung dann doch einmal keine anhaltende Besserung, läßt sich meistens irgendeine Erklärung finden, im schlimmsten Falle ein anderer Zahn, den man noch anschuldigen könnte, obwohl man auch bei diesem nächsten seine Zweifel haben könnte. Bei guter menschlicher Beziehung zwischen Zahnarzt und Patient entwickelt sich dann oft sogar eine gegenseitige Einfühlung, wie und daß man sich täuschen kann. Aber solche manchmal auftretenden Mißhelligkeiten ändern nichts an der verblüffend irrationalen Erfahrung, daß unerklärliche Schmerzen tatsächlich verschwinden können, «wenn nur irgend etwas getan wird». Es muß zunächst vor allem praktisch aussehen! Allein schon eine anteilnehmende, praktisch erlebbare «Zuwendung» seitens eines menschlich vertrauenswürdigen Zahnarztes scheint Wunder bewirken zu können. Erst in den letzten fünf Jahren meiner zahnärztlichen Tätigkeit schreckte mich ein Fall aus dieser liebenswürdigen Routine.

Der Weisheitszahn ist doch gesund

Eine etwa 50jährige verheiratete Frau, währschafte Mutter zweier damals 13- und 15jähriger Söhne, suchte mich auf, weil sie seit ein paar Tagen anfallsweise von einige Sekunden dauernden außerordentlich heftigen Schmerzen befallen wurde, die die gesamte rechte Gesichtshälfte betrafen. Die Sensibilität dieses Gebietes hatte sich so gesteigert, daß eine auch nur leichte Berührung der Wangenhaut genügte, um einen Anfall auszulösen, der von der Patientin als «grauenhaft» bezeichnet wurde. Sie wage nicht mehr zu essen, geschweige denn ihre obere Teilprothese einzusetzen. Schuld sei der obere rechte Weisheitszahn, das sei ganz klar. Die unvermeidliche Untersuchung löste dann tatsächlich einen so beschriebenen Anfall aus. Das Gesicht der Patientin lief blaurot an, sie hielt sich mit beiden Händen die betroffene Kopfseite, laut wehklagend geriet sie fast außer sich vor Schmerzen. Der Weisheitszahn indessen machte einen völlig gesunden Eindruck, er hatte bisher auch nie einer Behandlung bedurft.

Als sich die Patientin einigermaßen von der Attacke erholt hatte, fragte ich sie nach möglichen Zusammenhängen anläßlich des ersten Auftretens der Beschwerden. Sie erzählte, sie seien «wie angerührt» gekommen. Sie habe mit ihren Buben schimpfen müssen, weil sie nicht genügend für die Schule arbeiten wollten. Diese hätten das zwar nicht nötig, gar nicht sogar, versicherte sie. Aber «bei der heutigen Jugend» müsse man als Mutter rechtzeitig darauf sehen, daß die Kinder ordentlich zu arbeiten lernten. Man sähe ja allenthalben, wohin es sonst gehe mit der Jugend. Sie habe als Tochter viel mehr arbeiten müssen, viel strenger sei sie drangekommen, und dafür sei sie noch heute dankbar.

Die Patientin zwang also ihre Söhne mit allen Mitteln der «Strenge», nach den ohnehin zahlreichen Schulstunden und Hausaufgaben noch zusätzliche Schularbeiten zu machen und wachte persönlich darüber. Deren Widerstand sei reiner Undank und keineswegs tolerierbar.

Als ich vorsichtig wagte, eine mögliche Koinzidenz zwischen dem Auftreten ihrer Neuralgien und den Anforderungen an eine gute Erziehung wenigstens zu bedenken, mußte ich unvermittelt einsehen, daß ich damit an eine absolut falsche Adresse kam. Am liebsten hätte sie wohl auch mich geohrfeigt: Sie sei nicht zu mir gekommen, um sich von mir belehren zu lassen, wie man heranwachsende Söhne zu behandeln habe! Ich sollte ihr gefälligst die Schmerzen nehmen, wie es sich gehöre! Sie habe sich in ihrem Leben schon

oft aufgeregt, ohne solche Schmerzanfälle zu bekommen. Lächerlich sei mein Geschwätz!
Zerknirscht überwies ich die Patientin mit der einem Zahnarzt zukommenden Diagnose «Trigeminusneuralgie» zur Behandlung an einen Neurologen. Dieser bedankte sich und bestätigte die Diagnose, verordnete eine entsprechende medikamentöse Kur, und tatsächlich verschwanden die Beschwerden innert weniger Monate.
Elektronenmikroskopische Untersuchungen bei Trigeminusneuralgien weisen schwerste zellpathologische Veränderungen an den Ganglienzellen und den Nervenfasern des Ganglion Gasseri nach, weshalb die Erkrankung auch als organische eingestuft wird. Auslöser können Entzündungen, Verletzungen, Tumoren, Stoffwechselerkrankungen und zerebrale Durchblutungsstörungen sein. Grundsätzlich empfiehlt es sich, die möglichen Grundkrankheiten zu behandeln. Psychotherapien werden, wenn überhaupt, nur im Sinne einer Stützung empfohlen, die tätsächlich äußerst schmerzhafte Sensationen einigermaßen aushalten zu lernen. Ein analytischer Angang wird grundsätzlich nicht erwogen.
Zwei Jahre nach diesem ersten Auftreten gab es einen Rückfall. Dieser war noch viel schwerer und brachte die geplagte Patientin an den Rand des Selbstmordes. Wieder kam sie zunächst zu mir, weil sie immer noch meinte, es müsse mit dem rechten oberen Weisheitszahn zu tun haben. Auch diesmal erfuhr ich, mit weniger Widerständen seitens der Patientin, was passiert war:
Am Morgen des Rückfalltages war in der Wohnung der im Dorf angesehenen Familie die Polizei erschienen und hatte den jüngeren Lieblingssohn der Mutter mitgenommen. Zu ihrem Entsetzen mußte sie erfahren, dieser Sohn sei Mitglied einer Jugendbande, die nachts bevorzugt in Waffenhandlungen einzubrechen pflegte. Niemals hatte sie bemerkt, daß sich das Söhnchen nachts heimlich aus dem

Hause geschlichen hatte. Die Jugendlichen hätten mit ihren Mopeds und den erbeuteten Waffen nach den Einbrüchen jeweils abgelegene Gebiete aufgesucht und dort Schießübungen veranstaltet. Nichtverwendbares hätten sie einfach unterwegs weggeworfen, weshalb man ihnen auch schließlich auf die Spur gekommen sei. Alle ihre Erziehungskünste schienen vergeblich gewesen zu sein. Sie beklagte weinend, was sie als Schicksal interpretierte.

Eine neuerliche medikamentöse Kur durch den Neurologen brachte diesmal keinerlei Erfolg. Eine bekannte Kapazität führte eine Nervendurchtrennung (retroganglionäre Neurotomie) durch, die technisch zunächst auch geglückt schien. Um so bedauerlicher war, daß die Beschwerden schon wenige Wochen nach der Operation erneut einsetzten.

Die Patientin kam diesmal mit einer Überweisung des Neurochirurgen zu mir. Darin forderte er mich auf, alle noch vorhandenen Zähne des rechten Oberkiefers zu ziehen, was mich in arge Bedrängnis brachte, denn ich konnte beim besten Willen keinerlei pathologische Befunde erheben. Es schien mir absurd, zu allem Elend die Patientin auch noch der eigenen gesunden Oberkieferzähne zu berauben.

Ein weiteres Mal befragte ich die Patientin, ob auch diesmal ihr ein Mißgeschick geschehen sei. Der Sohn war in einer Erziehungsanstalt für Jugendliche untergebracht worden. Nun lag ihr in ihrem Haus lebender, verehrter 88jähriger Vater im Sterben. Bis sie vor vielen Jahren heiratete, habe sie mit ihm stets auf dem Felde gearbeitet. Er sei ein guter Vater gewesen und ein rechter Mann dazu. Streng sei er gewesen, man habe ihm auf Kommando gehorchen müssen. Er habe seine Kinder besser erzogen als sie: Fleiß, Pünktlichkeit und Ordnung habe gegolten. Damit sei sie bei ihren Kindern allein gewesen. Ihr Mann habe nur Sinn für das Geschäft und ihr die Erziehung ganz allein überlassen. Und nun sterbe ihr guter Vater, auf den sie sich immer habe verlassen können.

Da die Patientin diesmal selbst irgendwie zu beklagen schien, daß sie, wie sie meinte, allein habe «das Kommando führen» müssen, wagte ich die Überlegung, ob ihr dies vielleicht tatsächlich gar nicht bekomme? Sie sei schließlich nicht ihr Vater, dem so etwas vielleicht doch mehr lag als ihr. Sie solle das doch einmal überlegen und sehen, ob es nicht doch auch einen Zusammenhang geben könnte zwischen Überlastungen und ihren Schmerzanfällen. Ich würde ihr lieber die Zähne lassen. Denn was wäre, wenn ich sie zöge, und sie danach doch nicht besser daran wäre?
Skeptisch verließ sie die Praxis. Ich verständigte den Neurologen entsprechend und erfuhr später von ihm, sie habe wirklich von mir angesprochene Zusammenhänge beobachten können. Seitdem der Vater gestorben sei, gehe es ihr etwas besser. Er habe zusätzlich eine Psychotherapie empfohlen.
Aus dieser mir tragisch erscheinenden Geschichte lernte ich, in der zahnärztlichen Praxis gegenüber irrationalen Schmerzphänomenen auf der Hut zu sein. Erst als ich mit einer echten «Psychalgie» konfrontiert wurde, fühlte ich mich alarmiert.

Der empfindliche Eckzahn

Diesmal klagte eine 54jährige ledige Chefsekretärin über heftige Schmerzen am linken unteren Eckzahn. Als Schmerzauslöser wurden heiße Getränke und Speisen angegeben. Angeblich hielten die Beschwerden jeweils längere Zeit an. Sie seien seit vier Tagen schon eine Plage, sie habe sich mit starken Schmerztabletten behelfen müssen, da sie einfach nicht früher habe kommen können.
Der angeschuldigte Eckzahn war zwei Jahre zuvor einer Wurzelbehandlung unterzogen und mit einer Porzellanstiftkrone versehen worden. Im Röntgenbild zeigten sich keinerlei pathologische Befunde, auch das den Zahn umgebende

Gewebe sowie die Nachbarzähne machten keinen krankhaften Eindruck. Die vorgenommene Probe mit heißem Wasser löste jedoch den von der Patientin beschriebenen heftigen Schmerzanfall aus. Was tun?
Hatten sich im Bereich der Wurzelspitze des Zahnes infolge der bei wurzelbehandelten Zähnen verschlechterten Abwehrfähigkeit womöglich Bakterien angesiedelt, die dort nun zu Gasbildungen führten, die wiederum den im Unterkiefer verlaufenden Hauptnerv reizten? Erwärmung des Gebietes durch heiße Speisen oder Getränke konnte sehr wohl zu einer schmerzauslösenden Druckerhöhung führen. Sollte ich auf Grund dieser Vermutung die Stiftkrone zu entfernen versuchen, um an die Wurzelspitze wieder heranzukommen? Das konnte nicht nur Zerstörung des teuren Stückes, sondern auch Zerstörung der Zahnwurzel selbst bedeuten, säße die Krone womöglich so fest, wie man sich das eigentlich für normale Umstände wünschte. Sollte ich den Kieferknochen im Wurzelspitzenbereich des Eckzahns trepanieren, aufbohren, um zu «lüften» und möglichen Gasbildungen ein Entweichen zu ermöglichen? Sollte ich dann aber nicht besser gleich eine Wurzelspitzenresektion vornehmen, um Rezidiven vorzubeugen? Das ging mir alles durch den Kopf, und ich fühlte einen Widerstand, denn alles sah so gar nicht danach aus, als gäbe es eine Rechtfertigung für einen solchen Eingriff. Glücklicherweise, wie ich nachträglich erlebte, fühlte ich Ratlosigkeit. Ich erkundigte mich also auch diesmal nach möglichen Begleitumständen, die vor vier Tagen geherrscht haben könnten. Bereitwillig erzählte mir die Patientin daraufhin die folgende Geschichte:
Sie bewohnte, wie ich wußte, allein mit ihrer um einige Jahre älteren Schwester ein größeres Einfamilienhaus, das ihnen ihre Eltern hinterlassen hatten. Beide waren in diesem Hause schon aufgewachsen. Die ebenfalls unverheiratet gebliebene Schwester war die einzige noch lebende direkte Verwandte meiner Patientin.

In der Nacht vor dem Tag, an dem die Schmerzen zum ersten Male auftraten, war meine Patientin durch laute Hilferufe ihrer Schwester aus dem Schlaf gerissen worden. Voller Schrecken eilte sie in deren Zimmer. Die Schwester war von einer spontanen Querschnittslähmung befallen worden. Der eilends herbeigerufene Arzt vermutete, die Lähmung sei durch Metastasierung als Folge eines früheren Mammakarzinoms bewirkt worden, und ordnete eine umgehende Hospitalisierung an. Die Mutter der Schwestern war an dem gleichen Leiden gestorben.

Schon die erste Untersuchung im Spital ergab, daß die Metastasen weder operativ noch radiotherapeutisch angegangen werden konnten. Die Kranke sei ein Pflegefall, werde nicht mehr lange zu leben haben und wünsche, daheim zu sterben. Meine Patientin solle diesem Wunsche entsprechen und die Schwester wieder heimnehmen. Der Hausarzt könne das Nötigste übernehmen.

Über den Schock hinaus brachte dieses Ansinnen meine Patientin in einen sehr großen Konflikt. Die Pflege versprach, wie man ihr gesagt hatte, äußerst mühsam zu werden, zumal grauenhafte Schmerzzustände nicht ausbleiben konnten. Einerseits fühlte sich meine Patientin verpflichtet, ihrer todgeweihten Schwester diesen letzten Liebesdienst zu tun. Andererseits fühlte sie größte Widerstände, deshalb ihren geliebten Beruf und dazu noch ihre bisherige Unabhängigkeit gänzlich aufgeben zu müssen. Moralische Gründe schienen es ihr jedoch zu verbieten, diese Widerstände ernsthaft in Betracht zu ziehen oder ihnen womöglich nachzugeben. In dieser Situation kam das Zahnweh hinzu. Spiegelte die Unverträglichkeit des Eckzahnes gegenüber heißen Speisen das «heiße Problem», in dem sich die Patientin gefangen sah? Mußte hier eine Suppe tatsächlich so heiß gegessen werden, wie ein Schicksal sie anscheinend gekocht hatte?

Ich versuchte mich in ihre Lage einzufühlen und spürte ähnliche Widerstände. Die Schwestern waren vermögend. Wäre es nicht viel gescheiter, eine Krankenschwester anzustellen, statt einen geliebten Beruf aufzugeben? Durfte hier eine moralische Konvention siegen? War es nicht wichtiger, auch für die leidende Schwester, daß sie, die einzig Nahestehende, sich nicht in das Leiden ohne Aussicht auf Besserung hineinziehen ließe? Das Wichtigste sei doch für beide, daß die Gesunde sich bei Kräften und Laune hielte, die es ermöglichten, Stütze in einem höheren Sinne zu bleiben. Ich empfahl, selbst wenn es unmoralisch aussähe auf den ersten Blick, ihr Gefühl nicht vom Krebs ihrer Schwester unterminieren zu lassen. Damit wäre der Schwester sicher nicht gedient. Es gelte hier, tapfer den eigenen Standpunkt zu halten, auch wenn es schwerfalle. Es gelte, zugunsten des Lebens zu votieren.

Wir hatten das Problem etwa zwanzig Minuten in diesem Sinne besprochen, als die Patientin mit einigem Zögern sagte, das Zahnweh sei vergangen. Ich war etwas mißtrauisch und forderte die Helferin auf, wiederum heißes Wasser für eine neuerliche Probe zu bringen. Unsere Überraschung hätte nicht größer sein können: Das heiße Wasser löste keinerlei Beschwerden mehr aus! Ich war geradezu schockiert. Konnte es wirklich möglich sein, daß ein Gespräch von zwanzig Minuten so schwere Schmerzzustände beseitigte? Konnten Entzündungen, welcher Art auch immer, durch bloßes Miteinandersprechen plötzlich beseitigt sein? Ungläubig bat ich die Patientin, in den nächsten Tagen doch einmal zu telefonieren, auch wenn die Besserung angehalten habe.

Die Geschichte hat ein Happy-End: Noch sieben Jahre nach dem Ereignis blieb es bei der überraschenden Beschwerdefreiheit. Sie hatte sich an das Ergebnis unserer gemeinsamen Überlegungen gehalten, hatte nicht gekündigt, sondern eine Krankenschwester angestellt, die die kranke Schwester bis zu ihrem nach wenigen Monaten erfolgten Tod pflegte.

Die gestörte Sonntagsruhe

Hier handelte es sich um einen 46jährigen verheirateten Prokuristen, Vater eines Sohnes, dessen Frau an Multipler Sklerose litt. Zu meinem größten Ärger rief mich dieser Mann dreimal hintereinander sonntags in die Praxis wegen heftiger Zahnschmerzen an einem linken oberen Prämolaren, dem sogenannten «Vierer». Auch bei ihm spielte sich ab, was bereits in den bisherigen Fällen beschrieben wurde: Es fand sich keinerlei Möglichkeit, die Ursache der Beschwerden zu erklären und entsprechend zahnärztlich zu behandeln. Der Prokurist ging also jedesmal wieder ohne Behandlung vondannen. Etwas hilflos riet ich ihm, bei einem Hals-, Nasen- und Ohrenarzt eventuell einmal die Kieferhöhlen röntgen zu lassen. Als er am folgenden Sonntag wieder als Notfall kam und dies nicht getan hatte, wurde ich bereits etwas ungeduldig, und dies erst recht, als er dann ein drittesmal sonntags erschien. Dem Mann schien die Sache irgendwie auch selber peinlich zu sein, zumal er mit Sicherheit angab, die Schmerzen träten niemals während der Woche auf. Es handelte sich also um einen reinen «Sonntagsschmerz». Irgend etwas Wesentliches mußte seine Sonntage anders machen als die Wochentage, etwas, das belastete, verstimmte oder was es auch immer sein mochte. Ich gab mir also einen Ruck und begann zunächst mit der Frage, ob er sonntags auffällig andere Getränke oder Speisen zu sich nähme als in der Woche. Nein, eigentlich nicht. In der Woche esse er in der Kantine seines Betriebes. Am Wochenende koche er selbst. Ob es gut sei? Ja schon. Es sei zwar eine spezielle Kost, seiner kranken Frau wegen, aber es sei eigentlich recht gut. Die spezielle Kost für die Frau gab die Gelegenheit, sich nach deren Befinden zu erkundigen. Das sei natürlich nicht einfach, sie sei eigentlich dauernd depressiv, manchmal sehr launisch und reizbar, sie kritisiere ihn eigentlich ständig, besonders daß er abends oft so spät

von der Arbeit aus der Stadt heimkomme. Aber dafür könne er ja schließlich nichts. Er habe eine große Abteilung zu leiten, und da werde es eben oft recht spät. Dann habe er es natürlich nicht leicht, sagte ich. «Sie liegt einfach immer nur herum und nörgelt», ergänzte er. Und dabei müsse er dann am Samstagabend und am Sonntag noch selber kochen, da dann das Hausmädchen freihabe. Es gehe nicht anders, man müsse ihr freigeben, damit sie bliebe, sie seien ja auf sie angewiesen. Auch wegen des Sohnes, auf den ja jemand aufpassen müsse. Seine Frau sei so passiv und weinerlich. Der Sohn halte so schon genug aus mit so einer Mutter.
Als der Mann so mit mir sprach, hatte ich nicht unbedingt mehr den Eindruck, er käme wegen eines Zahnwehs. Seine Lage als Ehemann war einfühlbar schwierig, der Widerstand gegen seine kranke Frau nicht zu übersehen. Dann gäbe es ja unter solchen Umständen eigentlich auch nicht mehr sehr viel von dem, was man ein rechtes Eheleben nennen könnte, meinte ich. Und dann ging ich einen riskanten Schritt weiter und sagte: «Das ist natürlich schwer, wenn man dann nicht wenigstens eine Freundin hat...» Daraufhin fing der Mann an zu weinen. Er hatte eine Freundin. Sie war auch der wahre Grund, weshalb er während der Woche abends so spät heimkam. Aber nun, nun wollte sie ihn auch sonntags bei sich haben und verlangte von ihm kategorisch, er solle sich scheiden lassen. Das war es also, was ihm verständlicherweise (?) Zahnweh machte. Nachdem er sich mal so richtig ausgesprochen hatte, ist er von diesem Übel jedenfalls befreit gewesen, und ich hatte meine Sonntagsruhe wieder.

Allen diesen drei Fällen war eines gemeinsam: Zahnweh trat auf im Zusammenhang mit Grenzsituationen, Tänzen auf dem hohen Seil, bei denen sich das Ich in die Enge getrieben fühlte, zwischen Moral und Natur entscheiden zu müssen. Daß sich die Seele ausgerechnet Zähne aussuchte, die Schwierigkeit solcher Balanceakte auszudrücken, war damals für mich nicht nur völlig neu, sondern hatte zugleich etwas Sensationelles, das mich schließlich überhaupt erst für Zusammenhänge zwischen Körper und Seele sensibilisierte. Noch hatte ich keine Ahnung, wie häufig Zähne und Zahnärzte in Träumen eine Rolle spielen und wie bedeutsam diese Rolle dort für das Leben des Menschen sein kann.

Und ein zweites scheint mir wichtig zu erwähnen: Wie entscheidend es sein kann, sich auch als Zahnarzt mit der ganzen Person dem Grundproblem des seine Hilfe suchenden Menschen zuzuwenden und nicht nur seinem Symptom. In den meisten Fällen wird der Zahnarzt ganz sicher mit den auf rein physiologischer Basis entstandenen Schäden umzugehen haben, aber selbst diese sind öfter, als erwartet wird, nicht nur «rein physiologisch» zu interpretieren. *Herrmann* erwähnt in diesem Zusammenhang, daß die Beeinträchtigung der seelischen Entwicklung, psychisch abnorme Relationen zwischen Mensch und Umwelt, Reaktionsgrundlagen verändern und zu einer Verschiebung der Stoffwechselsituation auch bei den Zähnen führen können (*Herrmann,* S. 757). Von ärztlicher Seite kann man hören, daß bei 70% der im Wartezimmer sitzenden Patienten seelische Nöte die Krankheitssymptomatiken ausmachen oder zumindest mitbestimmen. Es ist nicht erfindlich, wieso die zum Zahnarzt kommenden Patienten seelisch «gesünder» sein sollen als diejenigen, die einen Kollegen anderer medizinischer Fachgebiete aufsuchen.

Viele zahnärztliche Kollegen fühlen sich von solchen Überlegungen überfordert. Der in der Alltagspraxis herrschende Andrang verhindere schon rein zeitlich ein näheres Eingehen auf mögliche allgemeinmenschliche Probleme der Patienten, zumal ein solches meistens weder erwartet noch gewünscht werde. Sie verweisen auf die Erfahrung, daß Zahnweh offenbar selbst dann zu beheben sei, wenn man als Arzt nicht sicher sein könne, ob man den wirklich schuldigen Zahn behandele. Die bloße einfache Zuwendung habe offensichtlich schon genügend suggestive Wirkungen. Das stimmt sicher. Es ist nur die Frage, ob man dem Betreffenden auf die Dauer einen Dienst erweist, wenn man, statt sein eigentliches Lebensproblem zu erkennen und anzugehen, ihm einen unschuldigen Zahn abtötet oder gar zieht. Für mich ist auch im Bereich meiner zahnärztlichen Tätigkeit eine warme menschliche Beziehung zum Patienten und vom Patienten zu mir herzustellen, die Vorbedingung jeder Behandlung gewesen. Sie erleichtert dem Patienten ganz außerordentlich, die passende Einstellung zur für ihn grundsätzlich nicht unbedingt angenehmen Behandlung zu finden und damit auch den gewünschten Behandlungserfolg zu erreichen. Das gleiche gilt für den behandelnden Zahnarzt. Es ist also wichtig, die psychologisch richtige Einstellung füreinander zu finden. Gerade auch für den Zahnarzt selbst ist das Element der persönlichen Beziehungspflege ein entscheidendes Mittel gegen das erhebliche Gesundheitsrisiko, frühzeitig Opfer des Dauerstresses zu werden, der allzu oft von Patienten in Form von Wundererwartungen, Widerständen, Ängsten, Negativbildern aller Art an ihn herangetragen werden.

Die meisten Patienten beklagen heute mit Recht, daß der menschlichen Beziehung zwischen Arzt und Patient so gut wie keine Aufmerksamkeit, kein Raum und keine Zeit gegeben wird. Das ist vielleicht eine der «Segnungen» der «sozialen» Medizin, daß auch im ärztlichen Bereich das Funktionärstum den Instinkt für warme Menschlichkeit zerstört hat. Man darf in diesem Zusammenhang von einer zunehmenden geistigen Verödung sprechen.

Vielleicht hilft es ein wenig, sich wieder der sprichwörtlichen Redensarten zu erinnern, um Zusammenhänge zwischen Zähnen und psychischen Zuständen oder Verhaltensweisen erkennen zu können. Diese Redensarten sind wahrscheinlich schon seit Jahrhunderten so geläufig, daß man nicht mehr daran denkt, wie sehr sie reale Erfahrungen widerspiegeln: «Sich an etwas die Zähne ausbeißen», um die Härte einer Auseinandersetzung oder Unternehmung zu illustrieren, mit der Hoffnung, sich schließlich doch «durchzubeißen». Da gilt es, «die Zähne zusammenzubeißen», etwas auszuhalten, Ängste zu bezwingen usw. Und einem, den man «auf dem Zahn» hat, «zeigt man die Zähne», manchmal «bis an die Zähne bewaffnet», und dann geht es «Zahn um Zahn». Manchmal begnügt man sich auch damit, «jemandem auf den Zahn zu fühlen» und ihm «den Zahn auszureißen», der ihm unmögliche Ideen machte. Vielleicht sagte der dann: «Dieser Zahn tut mir nicht mehr weh», um auszudrücken, daß diese Sache gestorben ist für ihn. Wie tröstlich kann es dann bei einigem Glück sein, wenn man gleichwohl noch «auf einen steilen Zahn» trifft, ein rassiges Mädchen, bei dessen Anblick einem schon neuer Lebensmut zuzufließen scheint, sofern sie nicht allzu viel «Haare auf den Zähnen» hat. Doch manchmal nagt auch an der schönsten Beziehung «der Zahn der Zeit», und wieder muß man die «Zähne aufeinanderbeißen» oder auch «mit langen Zähnen essen», weil einen eine Situation so anwidert.

Man macht sich beim Gebrauch solcher und ähnlicher Bilder oft zu wenig klar, daß sie Erfahrungen psychischer Wahrheiten ausdrücken, die diese Bilder geschaffen haben. Sie drücken aus, was uns in solchen Situationen, in denen wir sie gebrauchen, im Tiefsten und Innersten bewegt.

Der Zahn und der Lebensbaum – einige biologisch-mythologische Betrachtungen

Was es mit den Zähnen so auf und in sich hat

Wie die Haut, die Haare, die Finger – und die Zehennägel, das Epithel der Sinnesorgane, entstammen auch die Zähne der ektodermalen Keimanlage. Sie verfügen über eine außerordentlich feine, am Gesamtstoffwechsel teilnehmende Organisation, mit eigenen, feingeweblichen und deshalb ebenso sensiblen Aufhängeapparaten, elastischen Fasern der Wurzelhaut, die sie federnd mit dem Kieferknochen verbinden. Makroskopisch unterscheiden wir Zahnkrone, Zahnhals und Zahnwurzeln, die den inneren Kern des Zahnes, die Pulpa, mit der Zahnhöhle umschließen. Die Pulpa ist das Vitalitätszentrum des Zahnes. Sie ist dementsprechend reich an Blutgefäßen und Nervengewebe. Das lateinische Wort «pulpa» bedeutet soviel wie Brei, Mus, Fleisch, Fruchtmark. Mit feinsten Verästelungen ist sie mit dem übrigen Organismus verbunden: über die im Kieferknochen steckende Wurzelspitze und dort befindliche Öffnungen mit den Gefäß- und Nervenstängen der Kiefer und über diese mit dem gesamten Blut- und Nervensystem des Körpers. Aber auch nach oben, bis weit in die Zahnkrone hinein, verzweigt sich die Pulpa mit feinsten Ästen und Ästchen. Im eingefärbten Längsschnitt eines Zahnes erkennen wir mühelos Strukturen, die denjenigen eines Baumes erstaunlich ähnlich sehen (vgl. Abb.). Wenn das Bild vom Zentrum der Vitalität des Zahnes, von der Pulpa, uns an das Erscheinungsbild eines Baumes erinnern kann, so weckt dies wiederum das Bild des «Stamm- oder Lebensbaumes.»

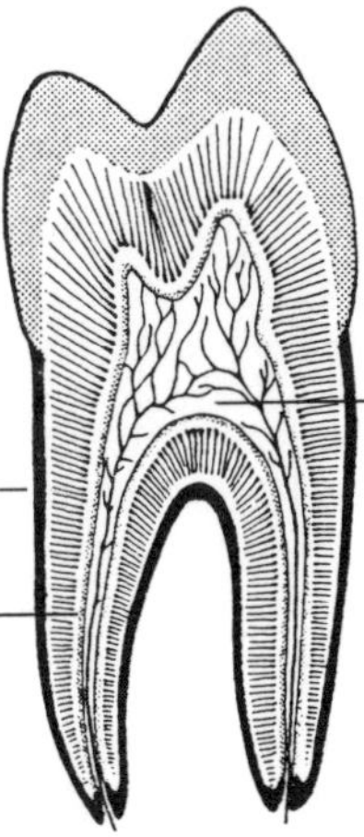

Das Vitalitätszentrum, die Pulpa, eines Zahnes als Lebensbaum. Verkleinerte und veränderte Abbildung aus Schumacher: Anatomie für Stomatologen, Bd. 1: Lehrbuch und Atlas, S. 223.

Die reichen Ergebnisse der Symbolforschungen *C. G. Jungs* und seiner Schüler lassen den Baum im menschlichen Leben als Repräsentanten des Ursprunges und Zieles des Individuationsprozesses mit Frühling, Sommer, Herbst und Winter erscheinen. Nach *Jung* ist ein Symbol der bestmögliche Ausdruck für eine Sache, die wir rein verstandesmäßig nicht oder nur ungenügend erfassen können, bei gleichzeitig empfundenem Bedürfnis, dieser Sache irgendeine Form zu geben, die eine Wesensgleichheit erkennen läßt. Es gibt bei verschiedenen Völkern Bräuche, in denen der Baum behandelt wird, als sei er ein Sitz der Seelen.
So bittet zum Beispiel ein Holzfäller den Baum, den er fällen will, um Verzeihung. In Mythen und Volkssagen entstehen die Menschen aus Bäumen. In der Schweiz gibt es den sogenannten «Kindlibaum», aus dem die Hebammen die Kinder holen. Man spricht von «Frau Hasel» oder «Herrn Flieder». Das Verdorren des Lebensbaumes bedeutet auch den Tod seines Besitzers. Umgekehrt werden manchmal für

Neugeborene Bäumchen gepflanzt. In solchen Zusammenhängen spricht man auch von der Lebensrute. *Bächtold-Stäubli* berichtet von Bräuchen, die das Zahnweh vertreiben sollen:

> Eiserne Nägel werden in den Baum geschlagen, um das Zahnweh zu vertreiben. Gegen Zahnweh nimmt man ein Stück Holz von einem blitzgetroffenen Baum und stochert mit einem Splitter davon den schmerzenden Zahn blutig. Ähnlich schreibt *Plinius*, daß man gegen Zahnschmerzen aus einem vom Blitz getroffenen Holz mit den auf den Rücken gebundenen Händen (das Holz darf also nicht mit der Hand berührt werden!) etwas herausbeißen und an den Zahn halten müsse (*Bächtold-Stäubli* I, Sp. 957 f.).

Interessanterweise träumte einmal eine Frau in einer besonderen Lebenssituation, sie solle sich «auf das Innere der Zähne zurückziehen». Das hieß, sich ganz auf das Innere der eigenen Kreativität, sozusagen auf die Vitalität des inneren Lebens zurückzuziehen und von da aus zu leben, zu fühlen und zu handeln. Die Pulpa unterscheidet sich vom Wesen des Baumes deutlich durch ihre Sensibilität und äußerst geringe Widerstandskraft gegenüber äußeren und inneren Reizen. Bei unphysiologischer Erwärmung zum Beispiel können irreversible Schäden im Sinne von Degenerationsprozessen eintreten. In den letzten dreißig Jahren hat man deshalb auch für das konservierende Behandeln der Zähne technische Hilfen erfunden, Turbinenbohrmaschinen mit Luft- und Wasserkühlung, um derartige Schädigungen durch entstehende Reibungswärme möglichst zu vermeiden. Bezogen auf die Empfindlichkeit der Pulpa steht der Zahn symbolisch auch für menschliches Maß, menschliche Zeitlichkeit, mit nur einem Frühling, einem Sommer, einem Herbst und einem Winter des Lebens; steht für Gesundheit und Empfindlichkeit gegen allzu viel «Reibungswärme», die der Gesundheit des Lebensträgers schaden könnte. An den Schliffflächen am Schmelz der Zähne läßt sich auch das Alter eines Menschen bestimmen, wie lange «der Zahn der Zeit» schon an ihm genagt hat. Seine Funktionstüchtigkeit behält der Zahn allerdings in sehr vielen Fällen auch über den Tod der Pulpa hinaus, vorausgesetzt, daß sie dann exstirpiert und durch eine entsprechende Füllung der Zahnhöhle und der Wurzeln ersetzt wurde. Im Knochenbereich, um die Wurzelspitze herum, besteht von nun an in solchen Fällen jedoch eine Dysfunktion, die die Abwehrbereitschaft gegen von innen herangetragene Keime herabsetzen kann. Es kann leicht zu chronischen Infekten, nicht nur mit Zerstörung der lokalen Knochensubstanz kommen, ohne daß nennenswerte Beschwerden dies rechtzeitig ankündigten. Ein Teil der Zahnärzte, die sich inzwischen in Deutschland zu einer «Gesellschaft für ganzheitliche Zahnmedizin» zusammengeschlossen haben, sieht darin Störfelder, die den harmonischen, organischen Energiefluß irritieren und das Immunsystem des ganzen Körpers langfristig und unter Umständen ernsthaft gefährden können.

Wozu man die Zähne alles brauchen kann

Luban-Plozza und *Poldinger* beschreiben sehr anschaulich, welche Bedeutung in unseren Breiten die Zähne haben:

> Die Zähne haben dreierlei Bedeutung für den Menschen: Sie sind für ihn Waffe, Werkzeug und Schmuck; es sind dies drei Elementarfunktionen. Schon bei primitiven Völkern ist die Waffe zur Verteidigung gegenüber Feinden und für die Jagd nötig. Die Nützlichkeit des Werkzeuges zum Hüttenbau und zur Nahrungszubereitung ist unbestritten. Das Bedürfnis, den Körper durch Schmuck zu verschönern, entspricht einem ursprünglichen, ästhetisch und sexuell bedingten Verlangen (*Luban-Plozza* und *Poldinger,* S.99f.).

Es ist interessant, daß für die Autoren die Benutzung der Zähne als «Waffe» im Vordergrund steht. Im allgemeinen mitmenschlichen Umgang bedienen sich – allerdings wohl nur unter besonders aufregenden Umständen – dem Vernehmen nach wohl weibliche Wesen des Bisses, um sich zu verteidigen oder auf liebevolle Weise bemerkbar zu machen. Er soll gelegentlich als ein rasanter Beweis von Temperament gelten. (Vielleicht geht auf diese Eigenart das Bild, es handele sich bei einer Frau um einen «steilen Zahn», zurück.) Im Anfang einer Liebesbeziehung möchte man sich ja manchmal tatsächlich am liebsten auffressen. In einer reiferen Beziehung werden solche Formen der Zuneigung eher als Aggression gewertet.

Daß die Zähne in anderen Zusammenhängen als «Werkzeug» benutzt werden, hat schon oft zur Umsatzsteigerung zahnärztlicher Praxen beigetragen. Es werden mit den Zähnen nicht nur die Echtheit von Gold geprüft, sondern auch Fingernägel gekürzt. Das mag ja noch verträglich sein. Schwieriger wird es, wenn versucht wird, damit Korken aus Flaschen, Stahlnägel aus Brettern und ähnlichem zu ziehen oder Nüsse zu knacken. Beim «Hüttenbau» empfiehlt sich ganz besondere Vorsicht, will man nicht ein Vermögen an Zahnärzte verlieren. Die Bedeutung der Zähne für die Ästhetik und die Sprachgestaltung ist nicht zu bezweifeln. Warum die Autoren die Kaufunktion an letzte Stelle der Bedeutung der Zähne stellen, kann nur so erklärt werden, daß sie Übergewichtige im Auge hatten und vielleicht auch den Wert von Abmagerungskuren hoch einschätzen.

Mit grossem Recht verweisen *Luban-Plozza* und *Poldinger* auf die Erfahrung, daß der Verlust von einzelnen Zähnen seitens der Betroffenen mit sehr unterschiedlichem Bedauern registriert wird. Die Hauptsache scheint für viele tatsächlich darin zu bestehen, daß entstandene Zahnlücken nicht gesehen werden:

Das für die Umgebung gewohnte Antlitz, das «Verkehrsgesicht», und die Sprache sind plötzlich unvorteilhaft verändert. Der Eindruck der Ungepflegtheit und der Nachlässigkeit schließt die peinliche Möglichkeit einer negativen Einschätzung durch die Umwelt in sich. Umstellung der Mimik, vorsichtiges, gehemmtes Lachen sind Kompensationen, die das Sichtbarwerden des Defektes zu verhindern suchen (*Luban-Plozza* und *Poldinger*, S. 100).

Zähne und Initiation

Wenn wir den Bereich sogenannter «Zivilisation» verlassen und uns der Psychologie der sogenannten «Primitiven» zuwenden, wird uns deutlicher, daß die Zähne auch etwas mit der Symbolik von Reifungsprozessen zu tun haben. So berichtet *van Gennep* von zum Beispiel bei den Bantus üblichen Initiationsriten, die mit dem Erscheinen der ersten und dann der zweiten Zähne verbunden sind.
Unter Initiationen verstehen wir markante Stationen des individuellen Reifungsprozesses, die der Loslösung aus der unbewußten Identität mit den Eltern dienen und das Erwachsenwerden und Hineinwachsen in die Gesellschaft befördern sollen. Sie sind zugleich auch Einweihungen in die religiöse Gemeinschaft des Klans oder des Stammes. Das Überstehen damit verbundener körperlicher Torturen erweist schließlich Heiratsfähigkeit und damit auch männliche bzw. weibliche Vollwertigkeit.
Das Intervall zwischen den beiden Zahnungen, also die Zeit zwischen dem zweiten und siebenten Lebensjahr, dient der Vorbereitung der Knaben auf die Loslösung aus dem weiblichen Bereich des Mütterlichen. Der Knabe lernt, sein Schlafbedürfnis oder auch die Ängste vor dem Dunkel der Nacht zu beherrschen. Mit Beginn der zweiten Zahnung setzt seine Einordnung in die Vaterwelt und diejenige der sozialen Gemeinschaft des Stammes ein. Nun wird das Kind auch systematisch in die Welt der Sexualität eingeführt. Zugleich darf es erstmals mit in den Feldern arbeiten, womit verschiedene magische Operationen verbunden sind. *van Gennep* betont, daß mit dem Erscheinen der zweiten Zähne bei einigen Bantustämmen ein völliger Wechsel im Leben des Kindes markiert wird.
Auch in unserer Zivilisation unterscheiden wir biologisch abgrenzbare Lebensperioden: Säuglingsalter – Spielalter – Kindergartenalter – Schulalter – Vorpubertät – Pubertät –

Adoleszenz – Erwachsenen- oder Stimmrechtsalter – Lebensmitte – reifes Alter – Alter schlechthin und Ähnliches. Nicht nur bei den Bantus wird ein Zusammenhang zwischen Zahnung und der Fähigkeit gesehen, in die menschliche Sozietät hineinzuwachsen: Der Schulbeginn liegt auch für unsere Kinder zwischen dem fünften und siebenten Lebensjahr, in einer Lebensphase also, in der der sogenannte «Sechsjahrmolar», der erste bleibende Mahlzahn im Anschluß an die Reihe der ersten Zähne, der «Milchzähne», durchbricht. Das Vorhandensein aller vier Sechsjahrmolaren soll ein sicheres Zeichen für Schulreife sein. Damit ist das Kleinkinderalter auch bei uns beendet. *Tramer* weist darauf hin, «daß sich nun die ersten dauerhaften Gruppen durch Gleichartigkeit der Interessen bilden, daß das Lustprinzip zugunsten des Realitätsprinzips noch mehr zurücktritt» (*Tramer,* S. 115). Er nennt die daran anschließende Phase die «kritische». Der Körper streckt sich beschleunigt, «starke Erregbarkeit und Reizbarkeit kennzeichnen diese Phase. Außerdem fällt in sie die endgültige Einverleibung oder Integrierung der realen Welt in die psychische Persönlichkeit des Kindes. Die objektiven Gesichts- und Anhaltspunkte bekommen im Denken ein bedeutendes Gewicht. Das Verstandesleben erhält von nun an seine führende Rolle im Leben des Kindes» (*Tramer,* S. 115). Mütter und Väter sammeln nun auch nicht mehr die gezogenen oder verlorenen Zähne ihrer Kinder, um sie an einem verborgenen Ort, im Portemonnaie, der Nachttischschublade oder gar der Schmucktruhe aufzubewahren. Den wenigsten wird klar, warum sie das eigentlich tun. Einleuchtender scheint schon zu sein, daß sie gezogene Zähne, die besonders schmerzten, vor den Augen der Kinder mit dem Hammer zertrümmern, um sie gleichsam für das zugefügte Leid zu bestrafen. Manche sammeln Haare, Nägel und Zähne der Kinder in einem Karton, um sie dann zeremoniell zu verbrennen. Würde man sie einfach wegwerfen, könnten zauberische Kräfte von ihnen auf den ehemaligen Träger zurückkommen, wie ein Aberglaube sagt.

Gleiches finden wir bei australischen Stämmen: Dort wird der extrahierte Zahn sorgfältig aufgehoben oder «pulverisiert und mit Fleisch gemischt von der Mutter des initiierten Mädchens oder der Schwiegermutter des Knaben hinuntergeschluckt; oder in einen Teich geworfen, um den Regen zu vertreiben, oder verbrannt» (*van Gennep,* S. 75, Anm. 2). Die Armenier werfen weder ihre geschnittenen Finger- oder Zehennägel noch die Haare oder gezogenen Zähne weg, sondern verbergen sie an heiligen Orten, denn sie glauben, diese bei der Widerauferstehung vorweisen zu müssen (*Frazer,* Bd. «Taboo», S. 280).

Eigentlich verrät dies auch einen gesunden Instinkt. Was immer aus uns wächst, hat einen energetischen Wert und ist ein Stück unserer eigenen Natur. Energie geht nicht dadurch verloren, daß wir sie nicht mehr haben wollen. Unkontrollierte Energie wird autonom und niemand weiß genau, was dann dabei herauskommt. In diesem Zusammenhang sei auf die «Sage vom Menschenzahn» verwiesen, wie sie *Baldinger* mit Berufung auf *Zingerle* berichtet:

Ein Bauernmädchen in Schenna, das erst zwanzig Jahre zählte, aber kränkelte, fand auf einem Grabe dort einen weißen schönen Menschenzahn. Er gefiel ihr, sie nahm ihn mit nach Hause und tat ihn in die Truhe. Als sie nachts allein in ihrer Kammer lag, hörte sie ein unheimliches Geräusch. Sie horchte und fand, daß es aus dem Schreine kam. Es war, als ob jemand von innen öffnen oder den Deckel heben wollte. Sie dachte an den Totenzahn, nahm ihn morgens heraus und legte ihn auf den Friedhof an dieselbe Stelle wieder, wo sie ihn gefunden hatte, und betete andächtig für den Verstorbenen. In der folgenden Nacht rumorte es wieder in der Truhe, bis zum Morgenläuten. Als sie die Truhe am frühen Tag öffnete, war der unheimliche Zahn darin an der vorigen Stelle. Sie nahm ihn, trug ihn fort und warf ihn betend in die Beingruft. Da gab es ein Gerassel, als würde ein ganzer Korb voll Gebeine ausgeschüttet. Nach dem Zwölf-Uhr-Läuten öffnete sie die Truhe, und da fand sie den weißen Zahn von der Mittagssonne beschienen. Sie erschrak heftig und rief: «Das ist mein Tod.» Sie wagte nicht mehr, den unheimlichen Zahn anzurühren, saß aber betend auf der Truhe. Da holte man den Pfarrer, der den Schrein öffnete, den Zahn nahm, ihn segnete und auf den Friedhof trug, wo er ihn in frischgeweihter Erde begrub. Der Priester kam zurück, um das kränkelnde und traurige Mädel zu trösten. Da sagte sie: «Der Zahn ist wieder in der Truhe.» Der Pfarrer erwiderte: «Das kann nicht sein», öffnete den Schrein, und der Zahn lag an der alten Stelle. Der Geistliche getraute sich nun nicht mehr, den Zahn anzurühren. In der folgenden Nacht starb das Mädchen, und als der Pfarrer den Schrein öffnete, war der Zahn verschwunden. Kurz vor dem Tode soll sie gesagt haben: «Jetzt weiß ich, von wem der Zahn ist.» (*Baldinger,* S. 9f.)

Auch heute ist der Glaube noch weit verbreitet, daß schon die bloße Zahnung zum Kränkeln der Kinder führen kann. Schon 1893 hieß es in «Meyer's Konversationslexikon»:

Ist das Zahnen mit Schwierigkeiten verbunden, so entstehen Kongestationen nach dem Hirn, nach der Lunge und dem Unterleib, meist Verstopfung, selten Durchfall, Reizung des Nervensystems und Krämpfe. Auch Fieber ist zuweilen mit dem Zahnen verbunden [...] Allein das Zahnen bedingt nur eine Disposition der Kinder, eine gesteigerte Empfindlichkeit für krankmachende äußere Schädlichkeiten. Wohl aber erfolgen in der Periode, in der sich die Zähne entwickeln, auch im Darm große Veränderungen hinsichtlich des Epithels (S. 943).

In Wirklichkeit verhält es sich genau umgekehrt. Der Kinderkliniker *Kleinschmidt* schreibt:

Steigerung der Wachstumsvorgänge wird durch fieberhafte Erkrankungen bewirkt, infolgedessen gibt es bei diesen beschleunigten (Zahn-)Durchbruch. Aber es kommt nicht umgekehrt zu Fieber infolge des Zahndurchbruches (*Kleinschmidt,* S. 222).

Manche, die noch vor der Ära der Antibiotika Kinder und deshalb bei Infektionskrankheiten längere Zeit bettlägerig waren, werden sich daran erinnern, daß sie in solchen Zeiten ein zum Teil beträchtliches Längenwachstum verzeichnen konnten.

Es scheint also ein Zusammenhang zu bestehen zwischen körperlichem Leiden, Wachstum und Reifung. Dies beleuchtet interessante Aspekte derjenigen Initiationsriten der

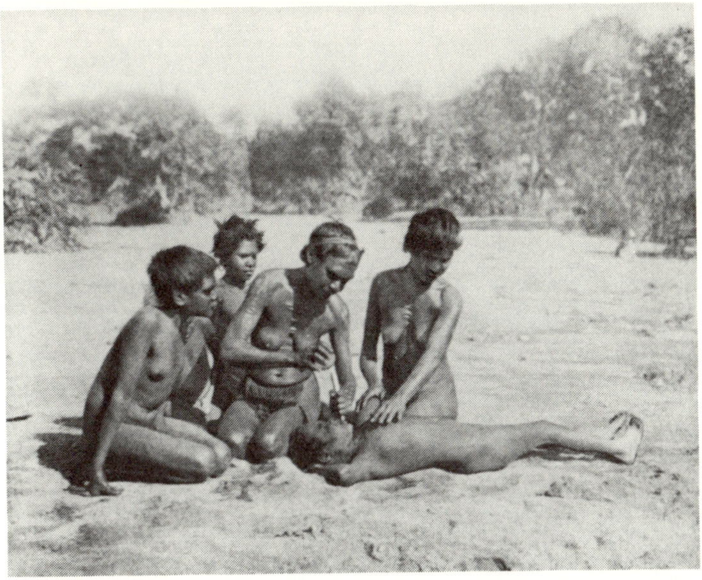

Ausschlagen eines Schneidezahns bei einem Mädchen des Kilimandscharo. Aus: G. Buschan: Die Sitten der Völker, Bd. I, S. 164. Der Autor dankt dem Völkerkundemuseum der Universität Zürich und Herrn Andreas Isler für die Bildvorlage.

sogenannten «Primitiven», die wir für recht grausam zu halten pflegen, weil gerade Schmerzzufügungen dabei eine entscheidende Rolle spielen. Mit unseren Maßstäben werden dabei willkürlich unter Umständen bleibende «Schäden» gesetzt.

Es gibt Stämme, bei denen dem Initianten zum Beispiel mit einem Steinmesser der Penis von unten her aufgeschlitzt wird. Mitunter wird dabei der Harnleiter freigelegt oder dieser sogar inszidiert. In anderen Fällen werden dem Initianten Zähne ausgeschlagen, in Süd-Wales mit Hammer und Meißel. Der Initiant bekommt dann einen anderen Namen, der ihn als erwachsenen und heiratsfähigen Mann ausweist. Zur Zeremonie gehört, daß während des Zahnausschlagens das Summen eines besonderen Instrumentes ertönt, das von keinem gesehen werden darf, der noch nicht den entsprechenden Riten unterzogen wurde. Besonders Frauen dürfen während der Zeremonie nicht anwesend sein. Sollte eine zufällig doch Zeuge werden, büßt sie dies mit ihrem Tod (*Frazer,* Bd. «Balder II», S. 227 u. 235). Allgemein bekannter sind wohl Sitten, die sich mit dem Zufeilen der Zähne zu bestimmten Formen begnügen.

Diese «Torturen», von denen es eine Unzahl von Varianten gibt, werden als Befreiung von den Banden besonders der Mütter erlebt. Dementsprechend werden die ausgeschlagenen Zähne, begleitet vom Triumphgeschrei der Initiierten, in die Richtung des Busches geworfen, der als Sitz der mythischen Mutter gilt. Es ist, als würden mit dem Opfer der Zähne, im Sinne des «similius similibus curantur» (Gleiches wird mit Gleichem kuriert), auch die Zähne der mütterlichen Vagina Dentata ausgeschlagen, die den Sohn oder

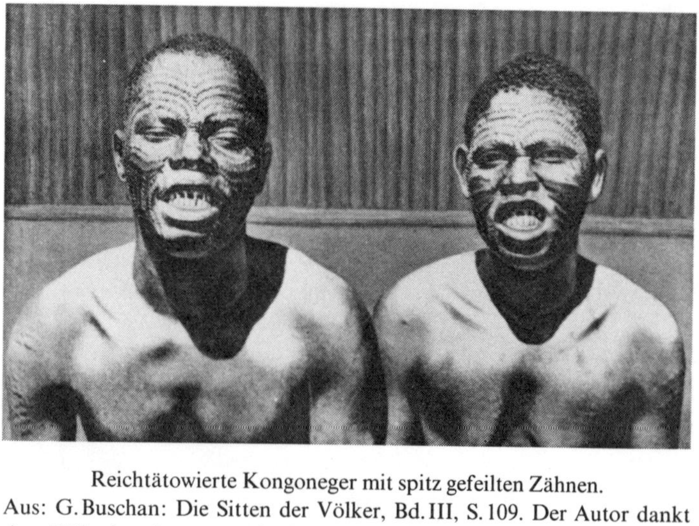

Reichtätowierte Kongoneger mit spitz gefeilten Zähnen.
Aus: G. Buschan: Die Sitten der Völker, Bd. III, S. 109. Der Autor dankt dem Völkerkundemuseum der Universität Zürich und Herrn Andreas Isler für die Bildvorlage.

die Tochter nicht freigeben, sondern gleichsam in mütterlicher Symbiose behalten will. Kein Initiant käme jemals auf die Idee, sich etwa einer solchen Schindung der persönlichen Integrität zu entziehen. Sie wird im Gegenteil als Befreiung von den Banden der Jugend und somit als Entfaltung der Persönlichkeit erlebt und gewertet. Freiwillig werden die bisher gültigen Formen des Eingebundenseins in Geborgenheit und Grenzen aufgegeben. Mit vollem Bewußtsein werden die Torturen erlitten. Gerade durch ihre Intensität wird der Stammesgott erfahren.

Vom Sinn des Schmerzes

Mit unseren «zivilisierten» Augen gesehen, werden offenbar von den Initiationsmeistern der sogenannten «Primitiven» klinische Symptome provoziert, die bewußt an die Grenze des menschlich Erträglichen gehen sollen. Es kommt dabei zu dem, was *Pierre Janet* ein «abaissement du niveau mental» genannt hat. Das Ich muß auf Grund der zu erleidenden Schmerzen seine beherrschende Stellung aufgeben, sein Wille wird praktisch ausgeschaltet, da alle disponible Energie vom Körper zu simpler Selbsterhaltung benötigt wird. Das ermöglicht bis dahin unbewußten Inhalten, vom Ich Besitz zu ergreifen. Diese Inhalte vermitteln dann das, was als «Gotteserfahrung» erlebt und beschrieben wird. Dabei erfährt man, wie der Volksmund es ausdrückt, «was man in der Not alles aushält», oder «wozu man in der Not und nur in der Not fähig ist». Kriegsteilnehmer können davon Bände erzählen. Man ist nach solchen Erlebnissen tatsächlich und für immer «ein anderer» geworden.
Unsere Zivilisation kennt derartige Initiationsriten nicht einmal mehr dem Anflug nach. Ja, sie ist sogar von deren Unsinnigkeit geradezu überzeugt. Leiden wird grundsätzlich als Krankheit gewertet. Keiner kann sich vorstellen, es

könnte ein Motor von Wachstumsprozessen sein. In der Erziehung werden körperlich schmerzhafte Anwendungen nachgerade verpönt und als Machtmißbrauch des Autoritären der Verachtung preisgegeben. Freiwilliges Opfern als praktische Notwendigkeit für die eigene Persönlichkeitsentfaltung wird nicht mehr gelehrt und schon gar nicht geübt, obwohl gerade heute nichts nötiger wäre! Die Autonomien der Natur rationalisieren wir auf «Teufel komm raus», eher selten als häufig zu unserem Vorteil, weil uns entgeht, wie wir dadurch wiederum nur Gefangene eines Systems werden, das wir für besser als die Natur hielten, das aber meistens schlechter ist auf die Dauer. Die Systeme, die wir auf diese Weise geschaffen haben, sind im Begriffe, uns zu verschlingen. Abhängigkeitstendenzen stehen im Konflikt mit Verselbständigungstendenzen und schaffen in zahllosen Menschen eine neurotische Ambivalenz, die dann oft auch noch als Kultur mißverstanden wird. Um Opfer um jeden Preis zu vermeiden, leisten wir uns langsames Siechtum, soziale Unbeherrschtheit, die mehr und mehr zur Vergiftung unseres Planeten führt. Mit allen modernen Mitteln richten wir antiautoritär das Leben zugrunde, kommen uns sozial vor und huldigen dem Prinzip Hoffnung.
Offenbar brauchen wir Krankheiten, um aufmerksam zu werden, wenn und daß im Grundsätzlichen unserer Einstellungen etwas nicht stimmt. Der deutsche Psychosomatiker *Jores* stellte Entfaltung der Persönlichkeit und Siechtum in einen direkten Zusammenhang. Oft sind es Krankheiten, die zu Initiationen führen, aber oft auf viel grausamere Weise, als dies die schmerzhaften Rituale der sogenannten «Primitiven» zu tun vermögen. Und wenn dies geschehen sollte, dann ist es noch eine rechte Glücksache. Denn sie passieren autonom. Rituale hingegen bündeln Energien auf ein bestimmtes Ziel und disziplinieren alle Kräfte, dieses Ziel auch zu erreichen. Nicht jedem ist die bereits zitierte Begabung eines *Norman Cousins* gegeben. Der moderne Sozial-

staat hat alle nur erdenklichen Möglichkeiten ausgeschöpft, um durch Verbesserungen der Sozialleistungen jedem unter größtmöglichem Erlassen von Disziplin und Selbstverantwortung das zu ermöglichen, was statistisch als «Entfaltung der Persönlichkeit» angenommen wird. Merkwürdigerweise ist aber proportional dazu die Zahl der physisch und psychisch Leidenden immer weiter angestiegen, hat das Phänomen der Frühinvalidität zugenommen. An einer ebenfalls zunehmenden kollektiven Beziehungslosigkeit der Menschen untereinander haben auch die ausgefeiltesten Kommunikationstechniken nichts verbessern können.

Von der sinnvollen Angst um die Zähne

Vom Zubeißen und Sich-Durchbeißen

Vor ungefähr siebzig Jahren schrieb der an der Münchner Universität lehrende Professor der Zahnheilkunde *O. Römer:*

Auch die moderne Naturwissenschaft ist schon dahintergekommen, daß die äußeren Schädlichkeiten, die man bei der Zahnkaries beobachtet, nicht die alleinigen Ursachen sein können, sondern ihre tiefere Begründung in der ganzen Organisation gesucht werden muß (*Römer,* S. 9).

Er zitiert Überlegungen *Rudolf Steiners,* es handele sich dabei darum, «daß man in dem, was äußerlich vor sich geht in der Verderbnis der Zähne, nur eben das äußere Symptom für einen inneren Prozeß sieht, der sich der äußeren Wahrnehmung verbirgt» (*Römer,* S. 9). Die schöpferischen Kräfte, die den Menschen in «Eurhythmie» hielten, seien mangelhaft ausgebildet, und dies fördere die Kariesanfälligkeit (*Römer,* S. 21).
Tatsächlich haben eigene Beobachtungen oft gezeigt, daß einschneidende Veränderungen in den psychischen Lebensbedingungen, Verlust einer nahestehenden Person, Heirat, Scheidung, Streß allgemeiner Art, Verlassen der Heimat usw., mit einer deutlichen Veränderung der individuellen Kariesanfälligkeit verbunden sein können, obwohl die Ernährungsgewohnheiten die gleichen bleiben. *Herrmann* hat ebenfalls, wie bereits erwähnt, auf diesen Umstand hingewiesen. Um so bedauerlicher ist es eigentlich, daß solche ganzheitlichen Überlegungen in der praktischen Zahnheil-

kunde so gut wie kein Echo finden. Es gibt umfangreiche Untersuchungen über die Schädlichkeit von Zucker und die Nützlichkeit von Fluor. Sie gelten ganz sicher statistisch für Mehrheiten, berücksichtigen aber Faktoren nicht, die für das Leben des einzelnen Menschen viel bedeutsamer sein können.

Eine Verbindung der Zähne zu innerpsychischen Gegebenheiten finden wir bereits bei den Gnostikern. Bezugnehmend auf Jesaja 28,16 und Psalm 118,22, Adamas, der innere Mensch, sei eingefügt worden in die Feste Zion, heißt es: «Die Feste Zion aber sind die Zähne, wie *Homer* sagt, ‹das Gehege der Zähne›, d.h. die Mauer und Festung, in der der innere Mensch wohnt» (*Leisegang,* S. 125).

Alle wissen oder werden sich erinnern, daß Kinder auf ihren Bildern Zahnreihen wie Festungsmauern mit Schießscharten zeichnen.

Im Französischen heißt das deutsche Wort «Gebiß» «le râtelier». Im Deutschen kann das aber auch «Raufe» oder «Krippe» ausdrücken. Die Vorstellung «Gebiß» bekommt auf diese Weise enthaltenden Charakter, wie das «Gehege» *Homers,* etwas, das trennt, abgrenzt, pflegend bewahrt oder behütet, nach gnostischer Auffassung Adamas, den inneren Menschen. Das französische Wort «râtelier» hat mit einem anderen Wort, «râteau», einen gemeinsamen Stamm. Auf Deutsch heißt letzteres «Rechen» oder «Harke». Hier kommt also das trennende, aussondernde Element hinzu, das ebenfalls zur Funktion des Gebisses gehört.

Natürlich darf der Ausdruck «innen» und «außen» nicht als bloß räumliche Bedeutung genommen werden. *Jores* betont, wie sehr die Objekte der Außenwelt in ihrer Wahrnehmung auch inneren Bildern entsprechen. Obwohl grundsätzlich personenunabhängig, trete doch bei der inneren Verarbeitung eines bloß optischen Sinneseindruckes durchaus eine personengefärbte Variante hinzu:

Wie ich die Objekte sehe und was ich an ihnen sehe, ist nur bis zu einem gewissen Grade abhängig von dem Bilde, das nach rein physikalischen Gesetzen auf meiner Netzhaut entsteht. Bei jeder neuen Aufgabe in der Außenwelt muß der Mensch erst «sehen lernen»; so etwa der junge Mediziner bei einem mikroskopischen Präparat, in dem er am Anfang noch nicht viel, später, wenn er gelernt hat, aber deutlich die spezifischen Strukturen erkennt, obwohl in beiden Fällen im Anfang und nach dem Lernakt das Bild auf seiner Netzhaut völlig identisch ist. Auch in der Wahrnehmung der Außenwelt spielt die Stimmung eine Rolle, und auch hier kann sich der Mensch sogar bis zur Blindheit abschalten und nicht sehen, was er bewußt oder unbewußt nicht sehen will. Das Außen ist im Grund also auch ein Innen, daß Außen ist mitbestimmt durch das Innen und umgekehrt (*Jores*, S. 27 f.).

Die gnostische Assoziation der Zähne mit einer Funktion, die dem inneren Menschen als Gehege, als Mauer und Festung dient, hilft zu verstehen, warum uns Zähne und Zahnärzte immer wieder in Träumen begegnen: Einer jungen Frau zum Beispiel legte ein Traum nahe, sie solle einen Analytiker und einen Zahnarzt aufsuchen. Sie landete bei mir, dem Analytiker, ohne zu wissen, daß ich viele Jahre zuvor Zahnarzt gewesen war. «Gehege» hat ethymologisch etwas mit «Einfriedung» zu tun. Von da her erhält es seinen Gefühlswert.

Bekanntlich handelt es sich bei einem Gebiß um ein Gehege aus 32 Elementen, die von vier verschiedenen Nerven- und Gefäßversorgungsbahnen unterhalten werden. Je zwei Oberkiefer- und Unterkiefersektoren geben jeweils acht Zähnen Halt. Der Oberkiefer bildet das statische, potentielle, weibliche Widerlager für den aktiven Partner Unterkiefer. Dieser strebt, bei entsprechender Reizung von innen oder außen, dynamisch-männlich zupackend der Vereinigung mit dem Oberkiefer zu. Dabei schiebt er sich mit seiner Zahnreihe hinter diejenige des Oberkiefers und läßt sich von diesem beim Zugriff umschließen. Das Gehege bekommt dadurch sozusagen eine zweifache Einfriedung, viel öfter unbewußt-reflektorisch als etwa bewußt gesteuert.

Oberkiefer: *weiblich*
statisches Potential
passiv
rezeptiv

Unterkiefer: energetisch-dynamisches Potential
aktiv
produktiv
männlich

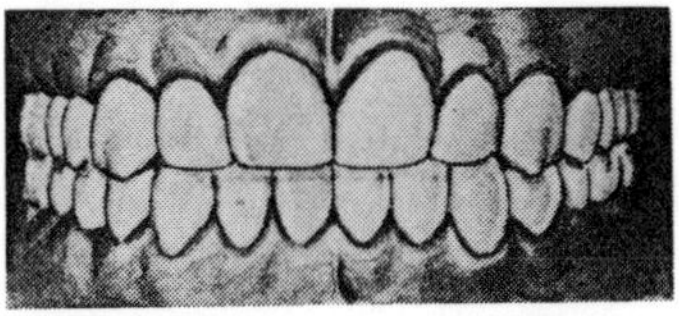

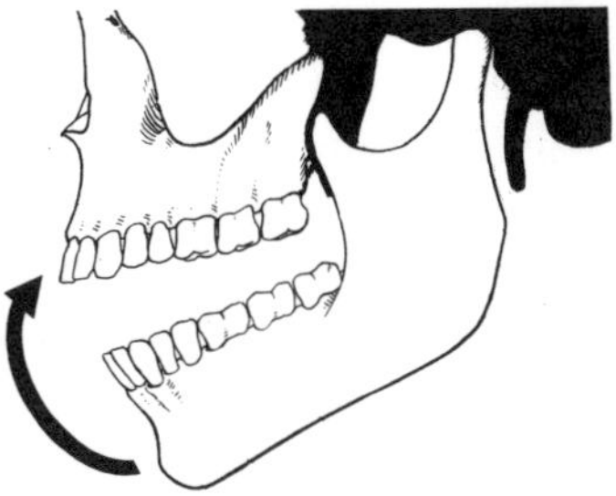

Darstellung des menschlichen Kiefers und seine symbolische Bedeutung. Zahnreihe verkleinert aus Massler, Schour, Linden: Medica Bildatlas, Tafel 16; Kieferskelett verändert aus Faller: Der Körper des Menschen, S. 95, Abb. 54.

Es ist interessant, daß es sich ausgerechnet um vier Achtergruppen handelt, die dieses Gehege aus 32 Elementen bilden. Viererformationen sind archetypische Kennzeichen sogenannter Mandalas, die eine natürliche Ordnung unter Einschluß von Gegensatzpaaren symbolisieren. Treten Quaternitäten in Träumen auf, was besonders bei Zuständen psychischer Desorientiertheit als Kompensation eines chaotisch empfundenen Zustandes geschieht, helfen sie dem Träumer bei seinen Versuchen, eine psychische Balance wieder zu erreichen. Das Unbewußte benutzt also solche Zahlen spontan als ordnende Funktionen.
Geradezu krampfhaft intensiv schließt sich das Gehege immer dann, wenn der innere Mensch einer ordnenden «Ein-

friedung» dringend bedarf. Solche, die sich auf Grund allzu einseitig gewordener Einstellungen mehr forcieren, als ihre natürlichen Möglichkeiten erlauben und deshalb in schweren Streß kommen, neigen dazu, die Zähne zusammenzupressen, und dies nicht etwa nur im Schlaf. Die Neurose läßt keine andere Wahl, als die Zähne zusammenzubeißen, sich durchzubeißen und mit den Zähnen zu knirschen. Nachts kann man dann entsprechende Geräusche hören, die so laut sein können, daß auch der Schlaf von Partnern gestört wird. Nicht nur am Schmelz der Zähne der Gestreßten sieht man als Folge charakteristische Abrasionen. Derartige Dauerbelastungen führen schließlich auch zu schweren Degenerationserscheinungen des gesamten Zahnhalteapparates. Zahnfleisch und Kieferknochen schwinden im Sinne einer Paradentose. Auch die Kiefergelenke werden davon betroffen. Gelenkknacken und Gelenkluxationen sind hier die Folge der chronischen Fehlbelastungen. Die Kiefer werden in solchen Situationen mit einem durchschnittlichen Druck zusammengepreßt, mit dessen Potential ohne weiteres auch Gewichte von 80 kg in Zirkuskuppeln gehoben werden können.
Dies macht deutlich, wie groß der Druck und die innere Not eines Menschen sein muß, der unter solchen Symptomen leidet! Wie groß muß die Not sein, daß er sein Gehege mit derartiger Intensität schließen muß! Schließen muß gegen weitere äußere Einflüße, schließen aber vielleicht auch, um die noch vorhandenden Kräfte ausschließlich auf sich selbst versammelt zu halten und sie nicht weiter am Außen zu verschleißen. Manchmal mag er sich auch gezwungen fühlen, so fest zuzumachen, weil er sonst hinausschreien könnte, was eine konventionelle Moral ihm hinauszuschreien verbietet.
Bei einer Patientin zeigte sich als Hintergrund des Zähneknirschens eine um die Lebensmitte plötzlich auftretende Unsicherheit, ob ihr Ehemann überhaupt der Vater ihres äl-

testen, damals 16jährigen Sohnes sein könnte. Sie litt unter massiven Ängsten und Schuldgefühlen. Zur Zeit der Zeugung dieses Sohnes verkehrte sie nämlich auch noch, ohne Wissen des Ehemannes, mit einem Geliebten, wobei es noch keine Antibabypillen gab und Verhütungsmittel noch entsprechende Unsicherheiten hatten.
Es sind in diesem Sinne Komplexe, autonom gesteuerte, meist unbewußte Vorgänge, die zu pressen zwingen, die von der Bewußtseinsseite allein kaum ohne weiteres zu beherrschen sind. Der erwähnten Patientin selbst war nicht bewußt, daß sie mit den Zähnen knirschte. Die Zusammenhänge brachten erst sorgfältige Explorationen heraus, und es brauchte etwa fünfzig Stunden psychotherapeutischer Behandlung, um das Symptom zum Verschwinden zu bringen.
Zähneknirschen tritt aber allgemein oft in Fällen auf, bei denen Menschen zäh an einem Lebensmodell festhalten, das eigentlich für sie untauglich ist oder geworden ist, das sie aber nicht bereit sind zu opfern. Es ist dann vielleicht doch nicht ganz genügend, lediglich eine nachts zu tragende Knirscherschiene anzufertigen, um die Stabilität des bedrohten Zahnhalteapparates zu schützen. Dies kommt ungefähr dem Wert der Behandlung einer Tuberkulose mit Hustensaft gleich. Die Kiefer werden geschützt, aber das Leben ihrer Inhaber entschwindet.

Vom Sinn der Angst um die Zähne

Es wird nun vielleicht auch verständlich, warum alles, was sich an den Zähnen abspielt, auch psychisch als so überaus kritisch und angsterregend erlebt werden kann.
Es stimmt sicher, wenn *Luban-Plozza* und *Poldinger* auch auf die Bedeutung der Zähne als Symbole der Lebenskraft hinweisen, deren Zerfall oder Verlust mit Schuld-, Minder-

wertigkeitsgefühlen und Angst begleitet sind. Sie erwähnen auch den Zahnverlust als «ausgezeichneten Test über die Fähigkeit, alt werden zu können. Es ist ein Prüfstein dafür, ob der Mensch auf ein hervorragendes Zeichen der Jugendlichkeit und Vitalität verzichten kann. Dieses manchmal erste Erlebnis des effektiven Altwerdens erzeugt bei vielen eine Angstsituation, ja sogar einen Altersschock, während andere diese Beeinträchtigung der körperlichen Integrität als etwas Naturgewolltes mit Demut und Resignation hinnehmen» (*Luban-Plozza* und *Poldinger,* S. 102f.). Der Zahnarzt wäre dann der unangenehme Geselle, der auf das, «was da bei einem faul ist», schmerzhaft aufmerksam macht.
Die Beobachtung von Träumen zeigt jedoch noch tiefergehende Zusammenhänge. Von der Intaktheit der Zähne hängt nämlich wirklich auch die psychische Integrität eines Menschen ab. Er ist angewiesen zu schauen, daß es mit seinen Wertungen über das, was in der Außenwelt um ihn herum vorgeht, auch stimmt und ob das, was er sich zumutet, auch verdaulich ist. Das fordert aber eine sichere Einschätzung innerer Bereitschaften und Möglichkeiten, wenn Auseinandersetzungsprozesse zu wirklich kreativen Umsetzungen und Realisationen führen sollen. Die Zähne sind in diesem Zusammenhang Schwellen und Zensoren für das, was da hereingenommen und was hinausgelassen werden soll und darf. In der Realität sind sie außerordentlich feinsinnige Sensoren für das Unpassende. Ein millimetergroßes Stück Stanniolpapier oder eine winzige Fischgräte werden sofort als Unpassendes wahrgenommen und ein Appell zum Ausstoßen an das Gehirn weitergeleitet. Schwellensituationen sind wie Übergänge etwas buchstäblich Kritisches. Es entscheidet sich auf ihnen, ob es zu einem Entschluß im Sinne eines «entweder – oder» oder im Sinne eines «sowohl – als auch» kommen kann, muß oder darf. Schon eine persistierende Unsicherheit kann zu einem Unheil führen. Aus diesem Grunde finden wir auf zahlreichen alten Brücken

noch Brückenheilige, um von ihnen Entscheidungshilfen zu erbitten, ob man ans andere Ufer gehen sollte oder lieber nicht, und wenn ja, entsprechenden Beistand zu geben.
Ob der Zahnarzt dann als Brückenheiliger erlebt wird, bleibt ein weites Feld. An ihm liegt es, ob er dem Patienten entsprechend sichernde Qualitäten offerieren kann, die zu den benötigten Übertragungen führen. Davon wiederum hängt es ab, ob er als «gut» oder als «schlecht» erlebt wird, ob es von ihm heißt, er sei ein Grobian oder einer, der eine «leichte Hand» habe. Titel und weißer Kittel allein genügen nicht dafür, und nicht einmal die tatsächliche Qualität seiner technischen Arbeiten. Diese wird immer als selbstverständlich vorausgesetzt.
Vielleicht steht der Oberkiefer in seiner passiv mütterlich umhüllenden Potentialität für das Vorbewußte der «ennoia» der *Valentin*schen Gnosis, die des «autopaters», des dynamischen väterlichen Zugreifens des Unterkiefers bedarf, damit der geistige Schöpfungsprozeß stattfinden kann und die Wahrheit und mit ihr der eigentliche Mensch gezeugt werden können. Gelegentlich lassen sich aus pathologisch-anatomischen Gründen die Zahnreihen frontal nicht schließen; entweder weil die Oberkieferzähne zu weit vorstehen (Prognathie) oder weil umgekehrt der Unterkiefer in Relation zum Oberkiefer zu weit vorn steht (Progenie). In solchen Fällen besteht, einem Aberglauben aus dem Schweizer Freiamt zufolge, für den Betroffenen die Gefahr, irgendwann einmal zu ertrinken; in psychologischer Sprache hieße das: unbewußt in verhängnisvoller Weise Opfer einer Realität zu werden. Erst das schöpferische Zusammenspiel beider Kiefer in natürlicher Harmonie ermöglicht Reifung durch Auseinandersetzung, aber auch ein Gefühl von «Eingefriedet-Sein».
Im Traum einer Analysandin fand sich neben einem Zahnarztstuhl zu ihrer größten Verwunderung ein blühender Apfelbaum. Der Zahnarztstuhl war für sie bis dahin mit der

Assoziation «Marterstuhl» verbunden. Der Traum wollte ihr in einer bestimmten kritischen Situation ihres Lebens offenbar sagen, daß Leben, wo man es sich «blühend» wünscht, ohne «Marter» so leicht nicht zu haben ist, daß aber Marter auch mit Blühen des Lebens verbunden sein kann, wie wir dies schon anläßlich der Wertung von Initiationsriten bei Naturvölkern erwähnt haben. Entsprechend oft setzen sich Zahnpatientinnen ächzend auf den Behandlungsstuhl mit dem Ausruf: «Lieber hätte ich noch ein Kind!»

Viele, die an Zahnweh und an Ängsten vor dem Zahnarzt und seinen notwendig werdenden Behandlungen leiden, ahnen nicht, wie oft damit wichtige, ihnen unbewußte Inhalte zur Entbindung und damit ins Bewußtsein drängen. Wie ein Analytiker muß der Zahnarzt in solchen Fällen «pneuma» heranführen, um das Bild des Gnostikers *Philon* zu gebrauchen (*Leisegang,* S. 117f.). Die Bedeutungen des griechischen Wortes «pneuma» sind Wind, Atem, Geist und auch Seele, das, was belebt. *Philon* empfiehlt «pneuma» immer dann heranzuführen, wenn die Seele «allzu sehr im irdischen Menschenleib die Verbindung mit dem toten Stoffe» eingegangen ist. Sie hat «sich selbst in Gefangenschaft» begeben, sie «leidet, und dadurch kommt das Leiden in die Welt; denn mit ihr leidet der Geist, leidet der göttliche Kosmos in seinem eigenen Gebilde, im irdischen Menschen» (*Leisegang,* S. 117f.).

In den beschriebenen drei Fällen von Psychalgien an Zähnen war just dies geschehen, was *Philon* beschreibt: Die Seelen der von den gräßlichen Zahnschmerzen Betroffenen waren allzu sehr die Gefangenen des «toten Stoffes» geworden, zu dem eine Konvention zu werden pflegt, wenn man sie mit allzu rigider Verbindlichkeit auf sich selbst anwendet. Der Geist des Lebens weht bekanntlich, wo er will, und läßt sich nicht ungestraft von Schemata fesseln. Wer dies versucht, dem entzieht er sich, macht starr, was oft einem psy-

Reifung der Persönlichkeit

Initiationen
Freiwilliges Opfern bringt Befreiung von Konventionen
(Vagina dentata)

Kiefer
Kreativ im
Zusammenspiel

Schutz des Innen
gegenüber dem Außen
Ästhetik – Verkehrsgesicht

Gebiß als Schwelle und
Übergang zwischen
Innen- und Außenwelt

Bei Störungen
Symptombildung

Fähigkeit
zu unterscheiden
rationalisieren
(Le râteau)

Zahn

Fähigkeit
zu enthalten
Gehege, Festung für den
inneren Menschen
(Le râtelier)

Pulpa
Lebensbaum

Leiden fördert Wachstum
Differenzierung der Lebenswerte

chischen Tod gleichkommt; es ist, als werde das Leben «ausgehaucht». Pneuma führt man zum Beispiel auch heute noch heran, wenn man einem Kind etwa eine verletzte Hand anhaucht und den Spruch aufsagt: «Heile-heile Segen...»

Ein Aberglaube besagt, daß, wenn ein Mensch ohne sichtbaren Grund Zahnweh bekomme, ihm Gott zürne, weil dieser Mensch vermutlich zu oberflächlich mit einem zentralen Problem seines Lebens umgehe und sich damit gegen Gottes Schöpfungsabsichten vergeht. Aberglauben sind keine intellektuellen Erfindungen, sondern mit dunklen Gefühlen ausgeschmückte Menschheitserfahrungen im Umgang mit dem für den Verstand Unbegreiflichen. Jeder Mensch erweist gegenüber dunklen Mächten seine Reverenz, wenn er vorsichtig etwa formuliert: «So Gott will, wird es schon klappen.»

Bevor ich mich einem ausführlichen Abschnitt über Träume zuwende, verweise ich auf die Figur der vorangehenden Seite, die in einem Überblick die wichtigsten bisher aufgezeigten Gesichtspunkte zu dem komplexen Thema «Zahn» zusammenfaßt.

Träume von Zähnen, Zahnweh und Zahnärzten

Allgemeiner Vorspruch

Freud, dem wir die Wiederentdeckung und wissenschaftliche Beachtung der Träume als Zugang zur Natur des Unbewußten verdanken, folgte bei der Traumdeutung einer kausal-mechanistischen Hypothese. Er schloß die Möglichkeit nicht aus, daß bestimmte Trauminhalte durch Reize provoziert werden könnten, die während des Schlafes von den konkreten Zähnen eines Träumers ausgehen. Für ihn hatte jedoch vor allem «der Traum einen ihm eigenen Wert als psychische Aktion [...] Ein Wunsch [wird] das Motiv seiner Bildung und [...] die Erlebnisse des Vortages das nächste Material für seinen Inhalt [...] Der Traum erscheint somit als Reaktion auf alles, was in der schlafenden Psyche gleichzeitig als aktuell vorhanden ist.» Er ist «eine Sammlung von psychischen Resten, Erinnerungsspuren [...] Die Reize während des Schlafes werden [...] in eine Wunscherfüllung verarbeitet, deren andere Bestandteile die uns bekannten psychischen Tagesreste sind (*Freud*, S. 235). Nun können sich aber nach *Freud* hinter so sich manifestierenden Trauminhalten auch latente befinden, versteckte Gedanken zum Beispiel, unerlaubte Phantasien sexuellen Inhaltes, die dann als Umkehrungen und somit auch als Bestrafungen für real bestehende Wünsche erscheinen. So kann Zahnausfall im Traum nach *Freud* Kastration ausdrücken (*Freud*, S. 351). Sich selbst Zähne ausziehen, oder solche von anderen ausgezogen bekommen, weise bei Männern auch auf «Onaniegelüste der Pubertätszeit» (S. 377) hin.

> Rätselhaft mag es aber scheinen (so schreibt *Freud*), wieso der «Zahnreiz» zu dieser Bedeutung gelangen kann. Ich mache hier auf die so häufige Verlegung von unten nach oben aufmerksam, die im Dienste der Sexualverdrängung steht und vermöge welcher in der Hysterie allerlei Sensationen und Intentionen, die sich an den Genitalien abspielen sollten, wenigstens an anderen einwandfreien Körperteilen realisiert werden können [...] In unseren Landen existiert eine unfeine Bezeichnung für den masturbatorischen Akt: sich einen ausreißen oder sich einen herunterreißen [...] zur ersten von den beiden würde sich der «Zahn» sehr gut fügen (*Freud*, S. 379).

Freud bringt dazu ein Fallbeispiel, bei dem ein Träumer beim geträumten Herausziehen eines Zahnes eine Pollution hatte. Der Träumer erinnerte sich auch einer am Vortag des Traumes gehabten Unterhaltung mit einer Dame, in der diese von einem allgemeinen Volksglauben berichtete, wenn eine Schwangere Zahnschmerzen habe, so bekomme sie einen Buben. Hier werde in dem Volksspruch «der Zahn und das männliche Genitale (Bub) in eine gewisse Beziehung gebracht» (*Freud*, S. 381). In einer Anmerkung aus dem Jahre 1909 wird auch eine Mitteilung *C. G. Jungs* zitiert, Zahnreizträume bei Frauen hätten die Bedeutung von Geburtsträumen (*Freud*, S. 379).
C. G. Jung entwickelte besonders nach dem Bruch mit *Freud* einen vielfältigeren Umgang mit Träumen. Ohne Vernachlässigung möglicher Vortragserlebnisse, die einen Traum auslösen können, bevorzugte er die Frage: Wozu dient dieser Traum? Was soll er bewirken? Was könnte sein Sinn für den Träumer sein? Dabei beobachtete er, daß der Traum offensichtlich eine kompensatorische Funktion hat, «welche darin besteht, daß diejenigen Gedanken, Neigungen und Tendenzen der menschlichen Persönlichkeit, welche im bewußten Leben zu wenig zur Geltung kommen, andeutungsweise in Funktion treten im Zustande des Schlafes, wo der Bewußtseinsprozeß in hohem Maße ausgeschaltet ist» (*Jung*, GW 8, S. 272). Er kommentiert:

> Das Unbewußte ist das jeweils nicht Gewußte, weshalb es nicht erstaunlich ist, daß der Traum zu der jeweiligen bewußten psychologischen Situation alle diejenigen Aspekte beibringt, die für einen total verschiedenen Standpunkt der Betrachtung wesentlich wären. Es ist ersichtlich, daß diese Funktion des Traumes eine psychologische Balancierung bedeutet, eine Ausgleichung, die zum geordneten Handeln unbedingt erforderlich ist. Wie es im bewußten Überlegungsprozeß unerläßlich ist, daß wir uns möglichst alle Seiten und Konsequenzen eines Problems klarmachen, um die richtige Lösung zu finden, so setzt sich dieser Prozeß auch automatisch in den mehr oder weniger bewußtlosen Schlafzustand fort, wo, wie es nach den bisherigen Erfahrungen scheint, all diejenigen Gesichtspunkte, wenigstens andeutungsweise, dem Träumenden einfallen, welche am Tage ungenügend oder gar nicht gewürdigt wurden, das heißt relativ unbewußt waren (*Jung*, GW 8, S. 272f.).

Während die kausale oder bloß reduktive Betrachtungsweise des Traumes dazu neigt, sich auf bestimmte Ereignisse oder Symbolbedeutungen zu fixieren, wie wir am Beispiel *Freuds* gesehen haben, auf Behandlung sexueller Inhalte und Wunscherfüllungen, die möglicherweise mit moralischen Einstellungen kollidieren, hütet sich die finale Betrachtungsweise vor festen Symbolbedeutungen. «Von ihrem Standpunkt aus sind die Traumbilder an sich wichtig, indem sie nämlich in sich selber die Bedeutung tragen, um derentwillen sie im Traum überhaupt auftreten» (*Jung*, GW 8, S. 274). Für mich sind Träume, um es vielleicht einmal banal auszudrücken, auch so etwas wie Stoffwechselprodukte der Seele. Wie man als Mediziner an der Urin- oder Stuhlprobe die Verträglichkeit des Aufgenommenen sehen kann, so ist dies auch mit den Träumen möglich. Oder, um einen anderen Vergleich zu bringen: Sie sind so zuverlässig wie ein Differentialblutbild in der inneren Medizin. Mit der gleichen Sensibilität zeigen sie die gesundheitliche Situation der Seele an, ob ein Träumer balanciert oder einseitig auf seinen Lebenssinn bezogen lebt oder abgespalten davon. Traumreaktionen sind so zuverlässig, daß sie sogar korrigieren, wenn es zu falschen Interpretationen

kommt. Träume sind deshalb eine außerordentliche Hilfe bei der Suche gerade nach dem Lebenssinn.
Wir wollen nun in der Folge einige Träume auf uns einwirken lassen, in denen Zähne oder Zahnärzte eine Rolle spielen, und uns mit ihnen im Sinne der *Jung*schen Schule zu beschäftigen versuchen.

So schön war der Zahn dann doch nicht

Eine 44jährige Hausfrau und Mutter von drei Kindern träumte:

Jemand macht darauf aufmerksam, daß einer meiner oberen Frontzähne kariös ist. Ich erinnere mich, daß Dr. Strobel ein Zahnarzt ist, und hoffe, daß er sich bald dieses Schadens annehmen wird.

In der Tagesrealität konnte die Träumerin sich durchwegs gesunder Zähne erfreuen. Es gab keinen Grund, einen ihrer oberen Frontzähne für kariös zu halten. Im Traum ist es jedoch so. Die Träumerin verhält sich nur relativ angepaßt. Sie wendet sich an mich in der Meinung, ich sei zahnärztlich tätig, was um diese Zeit nicht mehr der Fall war, wie sie im wachen Zustand auch wußte. Ich war ihr Analytiker. Es mußte sich also um irgendeinen «Schaden» handeln, den selber zu beheben sie sich nicht zutraute, weshalb ich mich seiner annehmen sollte. Offenbar war dafür praktisches Anpacken gewünscht und weniger moralische oder analytische Hilfe, denn sie kam zu mir als dem *Zahnarzt.* «Jemand» machte sie darauf aufmerksam, daß etwas faul sei, also eine ihr unbekannte, unbestimmte Seite, die in ihr lebte und die wir im alltäglichen Umgang etwa mit solchen Worten ausdrücken: «Ich habe es doch geahnt...» – «Mir war doch so, als ob ich hätte sollen...» Der Defekt war im oberen Front-

zahnbereich zu suchen, also im weiblichen Bereich, wie wir früher in der Besprechung der Bedeutung des Oberkiefers dargelegt haben, also im Bereich des «Angebotes».
Dort hatte ich gesagt: «Der Oberkiefer bildet das weibliche, statische, potentielle Element, das sich dem aktiv männlich zupackenden Unterkiefer als Widerlager anbietet.» Worin liegt die Potentialität des «Weiblichen» noch? Im kreativ Empfangenden, Gebärenden, Gebenden und Nehmenden des Eros. Aus spontanem Gefühl schafft es Beziehungen, inspiriert, verführt, verwirft. Schicksalhaft vereinigt es Mütterliches ebenso wie Wild-Orgiastisches.
Was bot sich als Widerlager an? Umhüllend und dabei Grenzen setzend? Es war ein Frontzahn, der kariös geworden war. Wie wir gehört haben, gehören die Frontzähne zum «Verkehrsgesicht» eines Menschen, zur Rolle, die er spielt oder spielen will, zum Image also, mit der er seine Intimität auch schützt. Zugleich sind sie die, mit denen man an- oder abbeißt, trennt, sozusagen analytisch vorgeht, sich unabhängig macht, indem man sich durchbeißt oder zubeißt und damit demjenigen, dem der Biß gilt, eigene Kraft zeigt oder ihn in Schranken weist. Wenn das alles «stimmt», ist man «schön», die Persönlichkeit zeigt gesunde Kraft.
Hier bestand ein Schaden, reparabel offenbar, aber doch eben einer, der «bald» behoben werden sollte. Was konnte das Problem sein?
Die Dame hatte auf einer Party einen äußerst attraktiven, ebenfalls verheirateten Mann kennengelernt. Über einige Cha-Cha-Cha-Tänze war man sich nahegekommen und hatte sich heftig verliebt. Der Mann hatte schon ein paarmal telefoniert wegen eines Wiedersehens. Es gab lange Telefonate, wenn der Ehemann aus dem Hause und die Kinder in der Schule waren. Schließlich hatte der Verehrer ein Hotelzimmer für ein intimes Rendezvous reserviert. Die Dame, überrumpelt von dieser Entwicklung, hatte zugesagt. Nun aber waren ihr Bedenken gekommen. Wohin sollte das füh-

ren? Ihre Familie war ihr lieb. Sie fand es verrückt, dies aufs Spiel zu setzen. Zudem war der frischgebackene stürmische Liebhaber ein stadtbekannter Mann. Wenn jemand sie beobachtete, gäbe es einen Skandal. Auf der anderen Seite aber juckte sie das Abenteuer, und es schmeichelte ihr, daß da einer so viel für sie riskierte. Aber eben..., die Ambivalenz war perfekt – und da kam der Traum.
Wir sehen an diesem Beispiel sehr schön den Defekt auf der Grenze zwischen äußerem emotionalem Angezogensein und von innen aus dem Gefühl kommender Warnung. Noch war der Defekt nicht gravierend und vor allem auch schmerzlos, noch leicht reparabel. Etwas stimmte an dieser Beziehung nicht, und so lange war der Träumerin zu raten, keine derartigen Rendezvous einzugehen. Eros läßt nicht mit sich spaßen. – Auf die Absage hin ließ der feurige Liebhaber auch nie mehr etwas von sich hören.

Alle Zähne müssen raus

Sehr viel komplizierter war die Situation einer 31jährigen Deutschamerikanerin, die in diesem Alter bereits siebzehn Zähne, teils spontan durch Parodontose, teils durch Extraktionen verloren hatte. Eine amerikanische Kollegin hatte sich deshalb wegen einer Beratung an mich gewandt, da sie sich nach Beginn der Analyse binnen eines Jahres mit nicht weniger als neunzehn Träumen konfrontiert sah, in denen Zähne oder Zahnärzte eine Rolle spielten. Die Therapeutin fühlte sich recht verunsichert, wie dies zu werten sei, insbesondere beunruhigte sie der erste Traum nach Aufnahme der Behandlung, wenn sie sich an ihn erinnerte:

Ich begleite eine an Krebs erkrankte Frau über mehrere Stadien ihrer Krankheit bis zu ihrem Tode. – Mit einem unbekannten jungen Zahnarzt spreche ich über die Möglichkeiten an meinem Oberkiefer. Er ist für eine feste Brücke, während ich mehr dafür bin, daß gleich alle Zähne gezogen werden (was auch einer äußeren Tatsache und Überlegung entsprach zu diesem Zeitpunkt). Ohne daß ich es gemerkt habe, hat mir der Zahnarzt aber oben schon zwei Zähne gezogen. Erst als wir zusammen unter die Dusche gehen, was zur Behandlung gehört, merke ich die schmerzhafte Lücke. Es scheint aber, daß trotzdem eine feste Brücke gemacht werden sollte.

Hätte die Therapeutin mich nach einer möglichen Bedeutung dieser Traumreaktion auf die erste Therapiestunde hin gefragt, hätte ich sie wohl wenigstens relativ beruhigen können: Sicher, eine weibliche Seite der Träumerin kommt unter Anteilnahme des Ichs zu Tode. Es ist eine dissoziierte Seite, unheilbar krank gewesene; der Tod setzt hier ein Ende, sicher ist es eine Erlösung. Es ist besser, wenn etwas stirbt, was nicht mehr lebensfähig ist, so schmerzhaft dies auch sein mag. Das Ich selbst votiert für das Leben, es spricht über Möglichkeiten, etwas im weiblichen Bereich des sich Auseinandersetzens mit dem Leben zu verbessern. Das hat ganz sicher mit der Aufnahme der Analyse zu tun, der Analyse als Initiation, als Chance.

Natürlich ist zu diesem Zeitpunkt des Beginnens derjenige, von dem man sich Hilfe für das Sichern des Neuen erhofft, noch unbekannt. Aber er wird als «jung» beschrieben, tatenfroh wohl im allgemeinen und «modern» ausgebildet. Offensichtlich ist er nicht für so radikale Lösungen eingestellt, wie das Ich sich es wünschte. Er möchte noch erhalten, was an Eigenem noch erhalten werden kann. Er faßt «Überbrückung» ins Auge, wenn es um das Erreichen von neuen Ufern geht. Unbemerkt vom Ich ist in dieser ersten Sitzung offenbar auch schon etwas geschehen.

Interessanterweise gehört zur Behandlung, mit dem Behandler gemeinsam unter die Dusche zu gehen. Duschen gehört zum Erosbereich, zu Erneuerung, zu Wohlgefühl.

Wenn man gemeinsam duscht, weist dies auf Vertraulichkeit hin, man teilt Intimität ohne Hemmungen, man mag sich. Gefragt, hätte ich der Therapeutin empfohlen, genauso weiterzuverfahren wie in dieser ersten Stunde. Ich würde vor allem darauf achten, daß die eben sich bildende Gefühlsebene im Miteinander sich hält und nicht gefährdet wird. Denn hier läge die Chance für eine Heilung.
Ich will hier aber noch weitere fünf Träume dieses Falles zitieren. Der erste davon wurde eine Woche nach dem oben erwähnten geträumt:

Ich muß zum Zahnarzt, habe aber eine starke Abneigung dagegen. Während ich noch überlege, ob ich hingehen soll oder nicht, erübrigt sich die Entscheidung, denn wir erfahren, daß Krieg ausgebrochen ist und wir flüchten müssen. Ich nehme drei kleine silberne Affen und zwei silberne Giraffen und Parfüm mit.

Sieben Wochen später:

Wegen meiner wackeligen Zähne gehe ich zum Zahnarzt, der sagt, die untere Brücke müsse wieder heraus. Irgendetwas stimme nicht mit der Wärmeleitung und dem Gefühl. Ich werde wütend und drohe, die Rechnung nicht zu bezahlen. Ich rufe dann meinen Zahnarzt an. Die Sprechstundenhilfe sagt, er sei tödlich verunglückt. Trotz mehrmaligen Fragens kann ich nicht verstehen, was eigentlich passiert ist. Deshalb gehe ich in die Praxis des Assistenten Dr. B., der diese gerade schließen will. Ich zeige ihm noch schnell meine untere Brücke. Er findet sie in Ordnung.

Traum sechs Wochen später:

Bei einer Zahnärztin. Sie bezweifelt, daß sie eine feste Brücke machen kann, da acht Zähne überbrückt werden müßten. Ei-

nen Augenblick verwechsle ich die Brücke mit einer Brille und denke an ein verschnörkeltes Gestell. Dann hat die Ärztin keine Zeit mehr, und ich muß wieder zu dem alten Dr. B. zur weiteren Behandlung, wo alles wieder schwierig wird.

Traum viereinhalb Monate später:

Im Bad. Eine Wasserwelle stürzt durch das offene Fenster. Ich bemerke, daß meine Zähne bluten und spüle sie im Waschbekken. Es kommen blutige Gewebsstücke mit heraus.

Traum drei Wochen später:

Mein alter Zahnarzt sagt, er müsse den Zahnstein entfernen, was aber schmerzhaft wäre. Da er selbst keine Betäubungen mache, solle ich mir einen anderen Zahnarzt in der Stadt suchen.

In den neunzehn Träumen kommen neunmal Zahnärzte vor, zweimal Zahnärztinnen. Eine von diesen wird als grob bezeichnet. Viermal erweisen sich die Zahnärzte als zugegebenermaßen unfähig. Zweimal wird Zahnarztwechsel erwogen.

Direkt bezeichnet werden viermal Defekte im Oberkiefer, zweimal solche im Unterkiefer. Dreimal erweisen sich Brükkenanfertigungen im Oberkiefer als problematisch, einmal steht eine Brücke im Unterkiefer möglicherweise zu Unrecht wegen problematischer Wärmeleitung und «Gefühl» in Zweifel. Einmal wird eine Brücke mit einer Brille verwechselt. Einmal steht eine zahnärztliche Behandlung im Zusammenhang mit einer Abwaschung der Körperfarbe, was zu einer «schmutzig blauroten» Körperfarbe führt. Zweimal kommt es zu Frontzahnausfall oben, einmal handelt es sich dabei um einen Eckzahn. Einmal kommt es zu nicht weiter bezeichnetem Ausfall von mehreren Zähnen im

Zusammenhang mit der Entbindung eines «illegalen Kindes». Die Mutter des Kindes wird vom Ich des Diebstahls verdächtigt, ist aber in Wirklichkeit nicht nur ehrlich, sondern schenkt dem Ich auch noch eine goldene Kette. Einmal werden fünf Zähne unten extrahiert. Einmal heißt es, das Restgebiß ließe sich nicht mehr halten. Zweimal wird das Zahnfleisch als blutend und «kaputt» erlebt, einmal kommt es deshalb zu einer Operation. Einmal stürzt in diesem Zusammenhang eine Wasserwelle durch das offene Badezimmerfenster.

Alle Träume zeigen das Ich in einer passiven Situation. Es ist lediglich manchmal emotionalisiert, fünfmal wird es wütend, einmal äußert es Verzweiflung, unternimmt aber nichts, was die Situation bessern könnte. Es reagiert auch nicht, als eine Wasserwoge durchs Fenster stürzt. Einmal findet es, es wäre besser, alle Zähne zu ziehen, setzt sich damit aber nicht durch. Es gibt keinen Traum, der auf eine intakte Beziehung zu irgendwelchen Menschen der Umgebung schließen ließe. Als einzige vielleicht als positiv zu erwähnende Beziehung erscheint diejenige zu einer krebskranken und schließlich sterbenden Frau. Krieg veranlaßt das Ich zu einer offenbar wertgebenden Wahl: Es nimmt mit auf die Flucht je einen silbernen Affen und Giraffen und noch Parfüm.

Im Gegensatz zum ersten beschriebenen Fall, der Dame mit der Liebesaffäre, muß es sich in Anbetracht der über ein Jahr sich hinziehenden Häufigkeit von ungelösten Zahn- und Zahnarztproblemen im Falle dieser 31jährigen Träumerin um einen chronischen Leidensprozeß handeln.

Aus den von der Therapeutin zur Verfügung gestellten Informationen war etwa folgendes zu entnehmen: Die Patientin stammte ursprünglich aus der DDR. Die Vaterbeziehung war ausgesprochen stark, die zur Mutter stets schlecht. Diese zog den Bruder vor. Die Patientin gibt an, sie habe es schon als Baby gehaßt, körperlich berührt zu werden. Sie sei

stets als «sehr schwierig» bezeichnet worden. Das Gymnasium verließ sie 17jährig ohne Abschluß, weil sie «alles haßte». Sie gibt an, daß «von da an alles schiefgelaufen» sei. Um diese Zeit habe es eine «besonders starke Parodontose-Phase» gegeben. Relativ lustlos habe sie eine Physiotherapeutinnenausbildung begonnen. Sie wechselte häufig ihre Beziehungen zu Männern. 21jährig bekam sie einen unehelichen Sohn, heiratete daraufhin einen um zehn Jahre älteren Arzt, der das Kind adoptierte. Binnen einem Jahr wurde das Paar wieder geschieden. Um diese Zeit bekam sie ihre erste obere Frontzahnbrücke. Der Scheidungsprozess verlief zu ihren Ungunsten. Der Sohn wurde ihr nicht zugesprochen, sondern blieb beim Adoptivvater. Sie wurde «extrem depressiv». Ein Jahr später heiratete sie einen fundamentalistisch orientierten, puritanischen Theologen und bekam mit diesem einen zweiten Sohn. Infolge glücklicher Umstände konnten sie nach Westdeutschland und ein Jahr später nach den USA übersiedeln. Ein halbes Jahr nach dieser Übersiedlung bekam die Patientin «eine feste Brücke unten». Vier Jahre später wurde in den USA die obere feste Brücke durch eine herausnehmbare ersetzt. Der Ehemann wird von der Therapeutin als «äusserst problematisch» bezeichnet.
Wenn man sich die wenigen zur Verfügung stehenden Daten dieser Biographie ansieht, verwundert es eigentlich nicht, daß die Patientin von so vielen Zahndefiziten träumt. Es stellt sich die Frage, ob sie jemals in ihren jungen Jahren schon aktiv gelebt hat, ob sie sich nicht vielmehr durch dieses Leben treiben ließ. Dies findet man häufig, wenn die Mutterbeziehung der Töchter eine so schlechte war, wie dies hier beschrieben wird. Die «Mutter» ist ja im weiteren Sinne «Mutter Erde» und damit die Realität, auf der wir leben. Die Träume zeigen an, daß der ganze orale Lustbereich schwer gestört ist. Hier ist die Mutter nicht wie üblich nährend und behütend erlebt worden, sondern eher abstoßend: Schon das Baby reagiert auf körperliche Berührungen über-

empfindlich und wird dementsprechend früh als «schwierig» abgestempelt. Obwohl die Beziehung zum Vater als «positiv» bezeichnet wird, scheint er doch nicht imstande gewesen zu sein, das Gefühlsdefizit zu kompensieren. Gefühl und «Wärmeleitung» im «Unterkiefer» geben Grund zur Verunsicherung, wenn es darum ginge, zu entscheiden, zuzupacken, sich durchzubeissen. Die Schule wird vorzeitig verlassen, Männerbeziehungen zeigen deutliche Instabilität, ein Sohn muß aufgegeben werden. Erst der später wiederum als «problematisch» bezeichnete fundamentalistische Pfarrer vermag wenigstens äußerlich einige Stabilität zu bringen. Gibt er mit seinem Fundamentalismus wenigstens die Sicherheit, für die Vater und Mutter den Boden nicht zu legen mochten? Der Vater war Raketenbauer von Beruf! Wogen schwappen von außen kommend in den Intimbereich (Badezimmer), es scheint die Unfähigkeit des Ichs zu demonstrieren, das eigene Gefühl gegen äußere Emotionalität abzusichern. Dementsprechend verliert es Blut und damit wiederum Leben.
Interessant ist, daß das Traumich als Begleiter seiner Flucht aus einer aggressiv-destruktiv-emotionalen Situation einen silbernen Affen, eine silberne Giraffe und Parfüm wählt. Das macht Hoffnung. Insofern es sich bei den Tieren nicht um konkrete Tiere, sondern um Modelle aus Silber handelt, wird hier möglicherweise für eine bessere Zukunft eine instinktverbundene Einstellung mit einem archetypisch weiblichen Akzent gewählt, wie es das Silber ausdrückt, der Fähigkeit zu reflektieren. Die Instinktbezogenheit ersetzt oft das, was die persönliche Mutter nicht geben konnte oder zu geben wagte. Das beinhaltet zunächst zwar die Gefahr, daß ein solches Leben nach unbewußten Gesetzen verläuft, wie es bisher offenbar auch geschah. Affen spiegeln jedoch eine dynamische Beziehung des Instinktes zu den ihn umgebenden Objekten, verbunden mit einer ausgesprochenen Zielgerichtetheit und der Fähigkeit, diese Ziele auch zu erreichen,

nicht etwa nur auf der Basis von Lernfähigkeit, Giraffen vielleicht die Fähigkeit, den Kopf oben und damit Übersicht zu behalten. Das dritte Attribut, das Parfüm, gehört nun ganz sicher schon in den Bereich weiblicher Bewußtheit, sich attraktiv zu machen, die kreativ-sinnlichen Seiten des Lebens zu gestalten. Ein entsprechendes Bedürfnis müßte vorhanden sein, denn warum sonst wäre die Wahl gerade so ausgefallen?

Auf dieser Linie galt es therapeutisch zu operieren. Der Frage war immer wieder auf den Grund zu gehen, in welchen Zusammenhängen des Lebens auch immer: Was fühlt es *in* mir, was gibt mir warm und was nicht, ist das, was man von mir im Außen verlangt, mir auch bekömmlich. Lebe ich auch *mein* Leben, lebe ich es genügend bewußt und aktiv, oder funktioniere ich wieder nur, durchlässig für alles, neuerlich Krebs riskierend? Es ist das Gefühl, das dem Leben Wert gibt und das dann auch vermittelt, was zu leben sich lohnt und was nicht.

Bedauerlich ist, daß nun aber gerade der jeweilige behandelnde «Zahnarzt», also die in der Not an sich hilfreich sein sollende Funktion, immer wieder in Frage gestellt wird, erkennbar auch in den angeführten Träumen. Das könnte den Verdacht aufkommen lassen, es sei der Therapeutin doch nicht gelungen, immer wieder mit der Patientin «unter die Dusche zu gehen». Bereits eine Woche nach Beginn der Behandlung zeigen sich Widerstände, dann immer wieder Unsicherheiten der «Zahnärzte», einmal sogar Zeitmangel. Es könnte sein, daß die Therapeutin zu verstandesmäßig-klug an die Probleme heranging und damit womöglich gerade die Elternkomplexe auf eine unglückliche Weise aktivierte. In ihrem Begleitschreiben ließ die Kollegin verlauten, manchmal habe sie das Gefühl, die Patientin behandele mehr die Therapeutin als umgekehrt.

Es wäre aber auch möglich, daß die Therapeutin sehr wohl gut arbeitete, aber der innere «Zahnarzt» der Patientin nicht kooperierte und die möglicherweise hilfreichen Ratschläge oder Kommentare der Therapeutin auf eine mechanisch-technisch-verstandesmäßige Ebene transponierte, die instinktbezogene Übersetzungen nicht zuließ. Es ist hier nicht der Platz, dies weiter zu diskutieren, zumal uns die notwendigen Zusatzinformationen fehlen. Im Rahmen unseres Themas ging es ja nur darum, ein ausführliches Beispiel für die Bedeutung der Zähne in den Träumen zu bringen.

Was fehlt an den Zähnen?

Daß Patienten gelegentlich unsere Hilfe auf eine merkwürdige Weise suchen, so daß man als Behandler sich gut und gern die Frage stellen kann, ob sie überhaupt wirklich eine Veränderung ihrer Situation wollen, zeigt der tragische Fall einer 39jährigen Hausfrau und Mutter zweier Kinder. Die in vermögenden Verhältnissen lebende Frau beklagte, im Leben stets zu kurz gekommen zu sein. Beim Vater hätten nur die Söhne, ihre beiden Brüder, etwas gegolten. Sie hätten ins Gymnasium und Medizin studieren dürfen, ihr sei gleiches verwehrt worden. Im Gegensatz zu den Brüdern habe sie als Tochter immer nur brav und daheim sein müssen. Der Vater sei stur und streng gewesen, die Mutter habe keine Chance gehabt, gegen ihn aufzukommen und sich durchzusetzen. Er sei ein Tyrann gewesen und alles sei immer nach seinem Kopf gegangen. Sie sei gar nicht nach Berufswünschen gefragt worden, habe eine kaufmännische Lehre machen müssen, sei danach Hosteß geworden und habe später einen Mann geheiratet, der sich zu einem äußerst erfolgreichen Selfmademan entwickelte.
Die zehnjährige Ehe drohte an prinzipiellen Meinungsverschiedenheiten des Paares zu scheitern, indem nämlich die Frau dem Manne Vorschriften zu machen begonnen hatte, wie er als selbständiger Unternehmer seine Arbeitszeit zu

gestalten habe, mit wem man verkehren dürfe und mit wem nicht. Sie verhielt sich ihrem Mann gegenüber so, wie ehemals ihr Vater sich ihr gegenüber verhalten hatte. Eros war durch Prinzipialität ersetzt worden, und beide litten darunter. Dies war der Grund, warum die Frau eine Beratung suchte.
Sie hatte große Mühe einzusehen, daß in ihren Vorstellungen etwas nicht stimme; daß ihre Unzufriedenheit damit zusammenhängen könne, daß sie sich mehr Gedanken machen sollte, was sie selbst eigentlich mit ihrem Leben anfangen wolle. Es schien eine nicht genutzte, kreative Begabung vorhanden zu sein, die mit dem bloßen Dahinleben als reiche Ehefrau und Mutter allein nicht genügend zur Anwendung kam. Sie hatte ein Dienstmädchen, der Mann war kooperativ in jeder Hinsicht, wenn sie nur zufriedener würde. Nichts hinderte sie mehr, wie in jungen Jahren, das zu unternehmen, wonach ihr der Sinn stand. Und doch gab es eine innere Bremse voranzukommen, als stünde der tyrannische Vater noch hinter ihr und verböte ihr das. Um diese Zeit träumte sie:

Ich bin bei unserem Zahnarzt. Er sagt, ich müsse unbedingt meine Zähne besser putzen, er bringe sie sonst nicht mehr weiß. Sie seien ganz gelb. Ich sehe es auch, zwischen zweien hat es noch Rüebli. Dann geht er. Die Arztgehilfin kommt und macht noch mit dem Ultraschall. Sie ist schlank, hat blondes, kurzes, gerades Haar, eher locker. Ich kann auf dem Stuhl fast nicht wach bleiben. Ich bin irgendwie erschöpft. Die Augen fallen mir einfach zu. Ich versuche, im Stuhl etwas höher zu sitzen und mich etwas zu schütteln. Sie putzt die unteren Zähne. Dann läutet das Telefon. Sie geht und nimmt ab. Ich schlafe wieder ein. Nach einer kurzen Weile kommt sie wieder und sagt, ich könne gehen. Ich traue nicht zu sagen, daß sie die Zähne oben noch nicht gereinigt hat. Denn ich bin sicher, sie weiß es. Ich stehe auf und gehe hinaus und studiere, warum sie das getan hat. Wahrscheinlich, denke ich, will sie pünktlich Feierabend machen, das lange Telefongespräch hat sie in Verzug gebracht. Wenn sie bei mir die oberen Zähne nicht putzt, hat sie ihre Verspätung wieder eingeholt.

In der Exposition des Traumes erfährt die Patientin, daß sie unbedingt ihre Zähne besser putzen muß. Der Differenzierung der Lebenswerte und damit der Reifung der Persönlichkeit (siehe die Struktur auf S. 89) wird zu wenig Pflege gewidmet. Es werden zwar Rüebli gegessen, Vitamin-A-haltige Erdfrüchte, die einer Verbesserung der Sicht dienen sollen, aber das allein genügt nicht. Wissensbildende Sicht sollte zu Erkenntnissen führen, die auch praktische Umsetzung im Alltag finden. Dies geschieht hier offensichtlich nicht. Bedauerlicherweise legt auch der behandelnde Zahnarzt nur Wert auf die Ästhetik: «weiß» sollen die Zähne sein. Weiß ist die Farbe der kindlichen Unschuld, der Reinheit, der Makellosigkeit. Just dies war eine Eigentümlichkeit der wohlerzogenen Patientin, daß sie gerade darauf bei sich selbst so viel Wert legte. Die schwarzen Schafe fanden sich, ihrer Meinung nach, jeweils nur in ihrer Umgebung. Der Zahnarzt, also die innere, bewußtmachende Instanz, begnügt sich mit der Diagnose, der Bewußtmachung, daß hier etwas nicht stimmt, und überläßt alles weitere seiner Gehilfin. Diese bedient sich bei der Reinigung eines rationalen, modernen technischen Hilfsmittels, des Ultraschallgerätes, das in vielen Zahnarztpraxen zur Zahnsteinentfernung benützt wird. Zahnsteinbildung ist wiederum eng mit dem allgemeinen Stoffwechsel des Organismus und damit auch wieder mit seelischer Ausgeglichenheit verbunden, wie wir weiter oben angeführt haben. Bezeichnenderweise beginnt die Helferin mit der Reinigung der unteren Zähne. Sie ist die hilfreiche Seite, die Blonde, die mit dem «hellen Kopf», eine bewußtere weibliche Seite, deren Frisur verrät, daß man geordnet und zugleich doch auch locker sein kann bezüglich dessen, was da so in einem Kopf lebt an Gedanken und Phantasien. Wie wir wissen, repräsentieren Unterkieferzähne eine männlich entscheidende und besonnen-zupackende Fähigkeit, Dinge der Außenwelt hereinzunehmen oder sich ihnen zu verschließen. Die Helferin findet es offenbar richtig, zunächst dort damit zu beginnen, Unwesentliches von Wesentlichem zu trennen.

Auffällig ist eine Müdigkeit, gegen die das Ich vergeblich ankämpft. Strengt der Reinigungsprozeß unverhältnismäßig stark an? Auffällig ist weiterhin, daß das Ich aber nicht zu müde ist, zugunsten anderer sich «ordentlich» zu verhalten. Es traut sich nicht, darauf zu bestehen, daß noch die oberen Zähne und damit die Funktionen des Gefühls vom Unwesentlichen befreit werden, die darüber entscheiden, was integriert werden kann und was besser nicht. Es verhält sich so wie im Alltag, es muß seinen Beitrag leisten, daß «pünktlich Feierabend» gemacht werden kann und Verspätungen im Dienst eingeholt werden. Eine zu Beginn wenigstens in Graden hoffnungsvoll aussehende Prognose steht somit wieder mindestens in Zweifel.

Mich beschäftigte das Problem der Müdigkeit im Traum. Nebenbei erfuhr ich von der Patientin, daß sie an ihrem Bauch eine merkwürdige Erscheinung habe: Wenn sie in einem Sessel sitze oder davon aufstehe, wölbe sich manchmal etwas hinter der Bauchdecke nach vorn. Befragten Ärzten sei dies auch schon ein Rätsel gewesen, aber da sie sonst keinerlei Beschwerden habe, fänden die, man müsse dem weiter keine Beachtung schenken. Ich merkte der Patientin an, daß sie das Phänomen beunruhigte. Auf Grund des Traumes auch meinte ich, wir sollten die Beunruhigung ernst nehmen, schließlich ist Beunruhigung ein Gefühlswert, und die galt es ja besser zu pflegen, als dies bisher geschehen war. Schließlich hatte die Patientin mit den Rüebli im Traum Vitamin A zu sich genommen. Mit ihren möglicherweise so gestärkten Augen gesehen, gab es da was an ih-

rem Bauch. Also empfahl ich ihr dringend, der Sache auf den Grund zu gehen. Dies geschah. Sie telefonierte mir aus dem Spital: Die Diagnose lautete auf Hypernephrom.
Bei diesem Tumor handelt es sich um eine der heimtükkischsten Krebsarten, deren Prognose sehr schlecht ist. Die Patientin wurde sofort operiert. Der Chirurg meinte sicher zu sein, den Tumor noch im Anfangszustand und abgekapselt entfernt zu haben, die Patientin müsse sich um so weniger Sorgen machen, als ein Computertomogramm keinerlei Metastasenbildungen zeigte. Zunächst ging alles gut, und wir konnten uns dem Eheproblem zuwenden und es verbessern. Eine Nachkontrolle ein halbes Jahr später ergab, daß Gott sei Dank alles in Ordnung war.
Mir machte aber zu schaffen, daß es immer zu Rückfällen in alte, konventionelle Verhaltensweisen kam und prinzipielle Starre das Erreichte immer wieder aufs neue gefährdete. Es fehlte nun nicht mehr an der Einsicht, welch unglückliche Prägungen die Jugend der Patientin hinterlassen hatte. Sie erkannte jetzt diese neurotischen Muster bei ihren Eltern, wenn sie sie besuchte. Und von solchen Besuchen war sie nicht abzubringen, obwohl sie ihr, nach ihrem eigenen Empfinden, nicht guttaten. Es war, als hielte sie das unsichtbare Band des Elternkomplexes gebunden, wider besseres Wissen.
Neun Monate nach der Operation träumte sie, nachdem sie wieder ein Wochenende bei den Eltern verbracht hatte:

Ich bin in einem großen Haus. Wie in meinem Elternhaus ist das Büro meines Vaters an das Haus angeschlossen, ist aber jetzt eine Schule. Meine Mutter teilt mir mit, daß sie und mein Vater beschlossen hätten, nach sieben Tagen gemeinsam Selbstmord zu begehen. Sie sind nicht stark genug, um die Zukunft zu bewältigen. Ich bin entsetzt, aber es scheint noch weit weg, und ich glaube nicht, daß sie es wirklich tun werden. – Ich bin plötzlich bei einem Notfallzahnarzt: Die hinteren Zähne oben und unten seien faul, da müsse man was machen. Ich will gar nichts machen, denn ich bin überzeugt, daß er sich irrt, weil mein richtiger Zahnarzt die Zähne unter Kontrolle hat. Ich weigere mich, was zu machen. – Dann bin ich wieder in dieser Schule. Ein älterer, grauhaariger Mann unterrichtet, als meine Mutter mir einen gefalzten Karton bringt mit einer cartoonartigen Mäusegeschichte in schwarzer und oranger Farbe. Sie sagt, mein Vater würde jetzt aus dem Leben scheiden, und verschwindet. Ich bin entsetzt und verstehe nicht, wie sie beide das tun können. Sind sie denn nicht interessiert, wie das Leben von uns allen weitergeht? Wollen sie nicht Großeltern werden? Sie berauben unsere Kinder der Großeltern. Ich stürze aus dem Zimmer und entschuldige mich beim Lehrer. Draußen ist die ganze Treppe vom Keller bis zum ersten Stock mit Sägemehl bedeckt. Natürlich um das Blut aufzusaugen. Ich renne die Treppe hinauf und schreie: «Papi, Papi!»

Unmittelbar mußte ich meinerseits das Gefühl bekämpfen, auf einem verlorenen Posten zu operieren. Mörderischer konnten die Eltern eigentlich nicht beschrieben werden. Das Ich ging noch immer in eine Schule, die nach den alten Maximen des väterlichen Büros unterrichtete. Noch immer begnügte es sich, entsetzt zu sein, wo es hätte energisch sich abgrenzen oder verhindern sollen. Noch immer begnügte das Traumich sich mit weinerlichen, narzißtischen Sentimentalitäten, noch immer hielt es die alten Weisen des Familienzahnarztes für kompetenter, wenn es darum ging, was faul ist und was nicht. Es mußte doch einen Grund gegeben haben, warum die Träumerin einen anderen Zahnarzt aufsuchte, einen «Notfallzahnarzt» sogar. Noch immer schob sie auf eine leichtsinnige Weise etwas beiseite, wenn es ihr nicht paßte. Irren konnten sich nur andere, sie nicht. Ich hatte allen Grund, sie vor ihrer eigenen Starre und vor den mörderischen Konventionen zu warnen, die wie Kletten an ihr hafteten. Hatte sie wirklich nichts gelernt, was sie der

Schock der Krebserkrankung vielleicht hätte lehren können?
Zwei Monate später ergab die Nachkontrolle Lungen- und Knochenmetastasen.

Ein Zahn fällt aus

Manchmal können Träume von Zähnen auch typische Probleme der beginnenden zweiten Lebenshälfte illustrieren. Hier der Traum eines 35jährigen verheirateten Akademikers und Vaters zweier Kinder:

Ich sitze mit meiner Frau beim Essen. Da fällt mir ein Zahn heraus, ohne Schmerzen. Darauf fällt mir das ganze Gebiß heraus. Ich schaue es an; es ist blutig, etwas grausig, und ich wundere mich, daß das Gebiß aus Knochen und der Gaumen nicht wie bei einer Prothese aus Kunststoff ist. Dann bin ich mit meiner Frau in einem ländlichen Gebiet. Es stehen viele Bäume da mit reifen Früchten. Wir pflücken davon. Ich hoffe, daß es niemand sieht. Ein Bauer geht vorbei und reagiert nicht. Am Schluß kommen wir zu einem großen Baum voller Aprikosen. Die Früchte haben bereits braune Tupfen. Ich denke, die verfaulen, denn sie sind schon überreif.

Auffällig ist, daß der Verlust des gesamten Oberkiefers passiert, als der Träumer mit seiner Frau beim Essen sitzt. Noch auffälliger aber, wie gelassen er das hinnimmt. Er ist nicht, wie man erwarten müßte, bestürzt. Er nimmt es hin und findet es lediglich «etwas grausig». Das ist das Merkwürdige. Ist es so untauglich geworden? Oder ist er so geübt, seine Gefühle zu verdrängen und abzuspalten, daß ihm so gut wie nichts mehr etwas ausmacht? Es fällt auf, daß er ein schlechtes Gewissen hat, wenn er in fremden Gärten reife Früchte pflückt. Dabei wäre das ein vergleichsweise harmloses Mißgeschick, würde er dabei erwischt. Hatte er dem Oberkiefer zu viel zugemutet, zu oft zu fest auf die Zähne gebissen? Die individuelle Unterscheidungsfähigkeit war damit perdu; was noch funktionierte, war die Konvention.

Man darf nun nicht annehmen, an diesem bedauerlichen Verlust wäre nur die Ehefrau «schuld» gewesen, als hätte sie ihm stets nur harte Nüsse zu knacken aufgegeben. Etwas konnte an dieser Vermutung zwar richtig sein. Es handelte sich bei dem Paar um eins von diesen rührenden modernen, die glauben, emanzipiert zu sein, wenn der Ehemann Windeln wickelt, auf die Kinder aufpaßt, kocht und den Haushalt putzt. Das tat der Mann in diesem Falle mehr, als der Ehefrau zu bekommen schien, denn sie jammerte stets, daß er einen erfolgreichen Beruf habe und sie nicht. Sie reiste von einem psychologischen Kurs zum nächsten, ohne deshalb zufriedener zu werden. Schließlich langweilte sie sogar ihre so gewonnene Bildung und Selbsterfahrung. Nun war der Mann schon seit einiger Zeit an einer wissenschaftlichen Arbeit, auf deren Ergebnis Fakultäten mit Spannung warteten, weil er für sehr kreativ galt, was er tatsächlich auch war. Aber immer wenn er sich an die Arbeit setzen wollte, um voranzukommen, fand die Frau einen Grund, ihn für irgendeine Hausarbeit anzustellen. Ging er nicht darauf ein oder versuchte er nur, sich abzuschirmen, bekam er einen soziologischen Vortrag zu hören über die Gleichberechtigung und darüber, wie unglücklich Frauen doch in diesem unserem patriarchal orientierten Zeitgeist sind. Und wenn das nichts half, tobte sie. Das fürchtete er mittlerweile so, daß er darüber offenbar die Zähne verlor.

Genau hier war einzusetzen. Die Frau konnte nur so tun, wie sie tat, weil er es ihr erlaubte, den Schwanz einzog, statt auf den Tisch zu hauen. Er hatte seine Jugend unter einer rigiden Mutter verbracht, die in verschiedenen Wohnungsecken Altäre aufgebaut hielt, vor denen es galt, mehrmals täglich ein Gebet zu sprechen. Nun kam dieses puritanische Mutterbild als Projektion auf seine Frau, die dadurch eine Macht bekam, die sie womöglich eben gerade nicht wollte in Wirklichkeit. Er war ein allzu gehorsamer Ehemann, der stets recht tun wollte und der zu oft meinte, was von Frauen komme, könne nur recht sein. Es galt an die eigene Emanzipation zu denken und sich von der Prinzipienwelt der Mutter zu befreien. Initiation war indiziert, es galt Schmerzen und Risiken, gerade auch im Umgang mit Frauen, auf sich zu nehmen. Es war genügend Fruchtbarkeit da, wie der Traum sagte. Man mußte sie nur pflücken, man konnte dabei sogar auf Moral verzichten. Die Devise war: «Nimm doch nur, zögere nicht! Die Lebensmitte ist da. Was du nicht nimmst, verfault!»

Die radikale Zahnkur

Ein intuitiv hochbegabter, gebildeter Unternehmer und Pionier der Elektronik kam in seinem 75. Lebensjahre zu dem Schluß, daß er sein Leben nicht genügend gelebt habe. Im privaten, intimen Bereich hatte er sich nie Spontaneität erlaubt, wie es sich zu gehören scheint, wenn man aus einem angesehenen Hause und aus einer alten Familie kommt. Von einer starken Mutter aufgezogen, die ihm nie recht viel zugetraut hatte, hatte er sich auch, schon beinahe 40jährig, von ihr verheiraten lassen. Auch in seinem Falle war dann seine Frau seine Wärterin geworden, und er hatte damit wohl auch deren Leben verpatzt. Er hatte sie nie nackt gesehen, obwohl er drei Kinder mit ihr zeugte. Am reich gedeckten Tische seines Lebens hatte er sich stets geniert und befangen befunden. Seinen Beruf hatte er hingegen leidenschaftlich geliebt, und glücklicherweise war er zeit seines Lebens auch ein rechter Gourmet und Genießer gewesen, zumal man das als Gentleman ja sein durfte. Nun passierte ihm das «unerhörte Mißgeschick», ausgerechnet im Alter von 75 Lenzen eine um zwanzig Jahre jüngere Geliebte zu finden. Und die beiden trieben es auf eine liebenswürdige Weise miteinander, so daß man ihnen zu der gewonnenen Vitalität hätte eigentlich nur gratulieren können. Die Ehefrau spielte mit, ließ es zu, zumal auch sie sich wohl schon anderweitig umgesehen hatte. Und trotzdem machte genau diese unerwartet möglich gewordene Freizügigkeit dem brav erzogenen Manne zu schaffen. Konnte so etwas denn auf Dauer gut gehen? In dieser Situation träumte er:

Mit Kollegen des Ingenieur-Verbandes befinde ich mich in freundschaftlichem Gespräch. Es ist auch ein Arzt dabei, der sich an die Älteren unter uns richtet und sagt: «Ihr werdet mit der Zeit große Schmerzen an euren Zähnen bekommen. Das Zahnfleisch muß dick mit Fluorpaste eingerieben werden, und dann müssen die Zähne einzeln gezogen werden. Es tut nicht weh, der Nerv ist dann geschrumpft und kommt mit. Dann werden die Zähne wieder eingesetzt.» Ich bin entsetzt und schlage vor, wir sollten das Risiko tragen und warten, ob die Schmerzen wirklich kommen. Auch die Fluorpaste gefällt mir nicht im Mund. Was ich nicht verstehe, ist auch der Umstand, daß alle *Zähne herausmüssen. Die Krankheit befällt doch sonst immer nur den einen oder den anderen Zahn, und nicht alle gleichzeitig. – Unsere Gruppe macht es sich in einer Höhle bequem. Es wird Nacht, ich stehe draußen und höre, wie die anderen fröhliche «Lumpenlieder» singen, mit erotischen Pointen, wie sie oft in Volksliedern vorkommen. Ich fühle mich zu ihnen gehörig und geborgen in einer Art von Gemeinschaft, wie ich sie realiter eigentlich selten erlebt habe.*

Der Träumer erwachte von diesem Traum mit einem Gefühl außerordentlicher Entspannung und mit neuem Lebensmut. Wir finden im Traum drei typische Elemente der Initiationszeremonien: Da ist eine reine Männergesellschaft beieinander, sie versammelt sich in einer Höhle, sozusagen dem matriarchalen Raum des Lebensbeginnes, in der Erwartung einer radikalen Zahntortur, die ein «Medizinmann» ankündigt. Dem Ich ist das zunächst nicht geheuer. Diese Art von Zahnwechsel paßt nicht in seine rationale Vorstellungswelt. Zähne werden doch nur einzeln gezogen und auch nur, wenn es dafür einen vernünftigen Grund wie eine «Krankheit» gibt! Daß das «basanizein», das Geriebenwerden am Wetzstein der Tortur, etwas bringen könnte für die Entwicklung der eigenen Männlichkeit, das ist ihm, dem sogar der Militärdienst (allerdings zum eigenen größten Kummer!) erspart blieb, noch völlig fremd. Aber immerhin scheint ihm der Instinkt schon einen gewissen Nutzen zu versprechen, denn sonst würde er nicht anregen, das Risiko doch zu tragen. Er wird belohnt durch ein von erotischen Lumpenliedern getragenes Gemeinschaftsgefühl, wofür so recht wohl nur Männer Empathie entwickeln können. Geborgenheit und neues Lebensgefühl waren Früchte dieses Sich-Anvertrauens. So galt es also auch, den alten Herrn zu ermutigen, dieses Neue in seinem Leben zu wagen. Und es waren ihm noch äußerst kreative weitere zehn Jahre beschieden, die er trotz mancher Konflikte zu genießen vermochte. Er blühte so auf, daß er sogar noch im Alter von 80 Jahren in Kommissionen gewählt wurde, die sich mit Innovationen im Rahmen der Technik befaßten.

Gelegentlich kommt es auch vor, daß Leute träumen, sie hätten kranke Zähne, um erinnert zu werden, daß eine Kontrolle beim Zahnarzt mal wieder fällig wäre.
Ich erinnere mich einer Analysandin, die davon träumte, irgend etwas stimme an ihrem Eckzahn nicht. Sie ließ sich daraufhin von ihrem Zahnarzt untersuchen, bekam aber nach der Inspektion den Bescheid, alles sei in bester Ordnung. Die Dame wunderte sich, bat dann aber nach einigem Zögern den Zahnarzt, doch vom oberen linken Eckzahn

noch ein Röntgenbild zu machen. Der Zahnarzt beruhigte die Patientin, selbst von der Unnötigkeit überzeugt, und verwies die Patientin auch noch auf die Schädlichkeit von Röntgenstrahlen, denen man sich nicht einfach so ohne Grund aussetzen sollte. Die Dame insistierte jedoch so eindringlich, daß der Zahnarzt, schließlich doch auch etwas verärgert, nachgab. Zur Verwunderung beider und zum Lobe der Wahrheit der Träume zeigte sich, daß der Zahn so stark beherdet war, daß eine Wurzelspitzenresektion nötig wurde.

Es empfiehlt sich also, wenn von kranken Zähnen geträumt wird, zumindest zu fragen, wann zum letzten Male eine reale Kontrolle durch den Zahnarzt vorgenommen wurde, und eventuell auf Genauigkeit zu bestehen, auch wenn Zahnärzte diese ausnahmsweise nicht für nötig halten sollten. Wie mit anderen Organerkrankungen können Träume zum Heil des Träumers gelegentlich gerade noch rechtzeitige Vorwarnungen liefern.

Kurze Schlußbetrachtung

An den Schluß dieser Überlegungen möchte ich zunächst ein Zitat von *C. G. Jung* stellen:

> Es erscheint gerade dem Psychotherapeuten, dessen eigentliches Arbeitsgebiet eben in der kritischen Sphäre der Wechselwirkung von Leib und Seele liegt, als höchst wahrscheinlich, daß das Psychische und das Körperliche nicht zwei nebeneinander herlaufende Prozesse, sondern durch Wechselwirkung verknüpfte sind, obschon deren eigentliche Natur sich unserer Erfahrung sozusagen noch gänzlich entzieht [... Es ist] auch den Gegnern einer solchen Möglichkeit nicht gelungen, den psychischen Prozeß vom physischen mit Sicherheit abzutrennen (*Jung*, GW 8, S. 28).

Wenn immer wir uns, sei es im Alltag, sei es in Träumen, auf eine mehr oder weniger irrational dramatische Weise mit Zahnproblemen konfrontiert sehen, können wir fast sicher sein, daß im seelischen Bereich etwas Entscheidendes wahrgenommen sein will. Wir sollten deshalb davon ablassen, dieses Irrationale wegzurationalisieren. Es geht dann meistens um etwas Kritisches, das auf der Schwelle zwischen dem inneren und dem äußeren Menschen sich als Problem erweist. Diese Schwelle sollte intakt sein, damit entsprechende Entscheidungen zugunsten der Introversion oder zugunsten der Extraversion wirklich möglich und nicht nur vermeintlich möglich werden können. Wir alle, die wir, aus welchen Gründen auch immer, ob in realen Alltagssituationen oder in Träumen, mit Zähnen oder Zahnärzten, als Patienten oder als Behandler, zu tun bekommen, sollten uns erinnern, daß dies über das bloße äußere Phänomen hinaus gelegentlich einen tieferen Sinn haben könnte. Es wäre wünschenswert, nähmen insbesondere die Zahnärzte mehr als

bisher davon Kenntnis. Es könnte nämlich sein, stellten sie die Sinnfrage zumindest in den Fällen, bei denen sie organisch keine Gründe für etwelche Beschwerden finden können, daß sie für die Patienten segensreiche Prozesse in Gang zu bringen imstande wären. Manche Zähne blieben vielleicht auf diese Weise ihrem Besitzer vital erhalten. Nicht jede Zahnextraktion führt automatisch zu einer Initiation. Daß auch dies gelegentlich passiert, zeigt das Beispiel einer weltberühmten Persönlichkeit, die kürzlich verstarb.
Einer AFP/TA-Meldung zufolge nannte sich *Bhagwan Shree Rajneesh* nach seiner Rückkehr nach Poona im Jahre 1987 «zunächst» *Bhagwan Osho:*

Nachdem sich *Bhagwan Osho* im September 1989 aber einen Zahn ziehen ließ, gab er seine anderen Namen auf und hieß auf eigenen Wunsch nur noch *Rajneesh.* Er habe die «revolutionäre Entdeckung» gemacht, daß die Geschichte der Menschheit mit der Arbeit der Zahnärzte verbunden sei, teilte *Rajneesh* mit. Durch seine «intensive dentale Erfahrung» habe er sich von seiner Vergangenheit und seinem früheren Namen gelöst («Tages-Anzeiger», 20.1.1990).

Nehmen wir es uns alle zu Herzen. Und danken wir allen, die uns, hoffentlich zu unser aller Vorteil, ihr Material großzügig zur Verfügung stellten.

Literatur

Alexander, F.: Fundamental Concepts of Psychosomatic Research, in: Psychosom. Med. 5 (1943), S.205–210, zitiert nach L. Janus, Spezifitätsmodelle

– Psychosomatische Medizin. Berlin und New York 1971, zitiert nach L. Janus, Spezifitätsmodelle

Antonioli, C.-A.: SSO-Internum 4/87. Bern 1987

Bächtold-Stäubli, H. (Hrsg.): Handwörterbuch des deutschen Aberglaubens. 10 Bände. Berlin und Leipzig 1927–1942

Carl, W.: Funktionelle Struktur und richtige Organisation der Zahnarztpraxis, in: Zahnärztliche Mitteilungen 12/89, Köln 1989

Bahnson, B.: zitiert nach: Krebs durch Seelenschmerz und soziale Qual?, in: Der Spiegel, 31. Jg., Nr. 45 vom 31. 10. 1977

Baldinger, M.: Aberglaube und Volksmedizin in der Zahnheilkunde. Inaugural-Dissertation. Basel 1936

Balters, W.: Die Bedeutung der psychischen Komponente in der Zahnheilkunde. Vortrag Düsseldorf 1950

Bräutigam, W., und *P. Christian:* Psychosomatische Medizin. Stuttgart 1973, zitiert nach L. Janus, Spezifitätsmodelle

Busch, Wilhelm: Balduin Bählamm, in: Wilhelm Busch-Album. Humoristischer Hausschatz. München: Fr. Bassermann (o. J.)

Buschor, G.: Die Sitten der Völker. Stuttgart, Berlin, Leipzig: Union Deutsche Verlagsgesellschaft o. J.

Cousins, N.: Anatomy of an Illness as Perceived by the Patient. New York und London 1979 (Textstellen vom Autor ins Deutsche übersetzt)

Danckert, W.: Unehrliche Leute. Die verfemten Berufe. Bern und München 1963

Faller, Adolf: Der Körper des Menschen. Einführung in Bau und Funktion. München: Deutscher Taschenbuchverlag, 9. überarb. Aufl. 1980

Franz, M.-L. von: Aurora Consurgens. Ein dem Thomas von Aquin zugeschriebenes Dokument der Alchemistischen Gegensatzproblematik, in C. G. Jung, GW 14III

Frazer, J.: The Golden Bough. London 1911, Bände: «Taboo» und «Balder II»

Freud, S.: Die Traumdeutung, in: Studienausgabe, Bd. 2, Frankfurt am Main 1972
Gennep, A. van: The Rites of Passage. London 1960
Goethe, J. W. von: Faust. Der Tragödie Zweiter Teil, in: Werke. 14 Bände, hrsg. von Erich Trunz. Hamburg: Christian Wegner ab 1948, Bd. 3: Faust
Grof, S.: Geburt, Tod und Transzendenz. Neue Dimensionen in der Psychologie. München 1985
Heinrich, E.: Der Zahnarzt in der Karikatur, zugleich ein Beitrag zur Kulturgeschichte der Zahnheilkunde. München 1978
Herrmann, C.: Zahn-, Mund- und Kieferheilkunde, in: Die Psychologie des 20. Jahrhunderts, Bd. 9. Zürich 1979
HHH: Kostenerstattung verlangt wirkliches Wissen, in: Zahnärzteblatt Baden-Württemberg 6/89. Stuttgart 1989
Homer: Ilias, in: Dichtung der Antike, Bd. 1, hrsg. von R. Buchwald, H. Kleinstück und S. Müller. Hamburg 1957
Huth, W.: Die Schicksalsanalyse Leopold Szondis, in: Die Psychologie des 20. Jahrhunderts, Bd. 3. Zürich 1981
Janus, L.: Spezifitätsmodelle, in: Die Psychologie des 20. Jahrhunderts, Bd. 9. Zürich 1979
Jores, A.: Menschsein als Auftrag. Bern und Stuttgart 1967
Jung, C. G.: Gesammelte Werke [GW], 19 Bände, hrsg. von Lilly Jung-Merker, Elisabeth Rüf und Leonie Zander. Olten 1971 ff.; hier besonders Bd. 8: Die Dynamik des Unbewußten; Bd. 9I: Die Archetypen und das kollektive Unbewußte; Bd. 10: Zivilisation im Übergang; Bd. 11: Zur Psychologie westlicher und östlicher Religion; Bd. 12: Psychologie und Alchemie; Bd. 14I u. 14II: Mysterium Coniunctionis
– Berliner Seminar 1933
Just, W.: Bilder der Schöpfung in Mathematik und Physik. Zürich 1988
Kleinschmidt, H.: Lehrbuch der Kinderheilkunde. Jena 1944
Kranz, P. P.: Chirurgie des praktischen Zahnarztes. Leipzig 1949
Lässig, Heinz E., und *Rainer A. Müller:* Die Zahnheilkunde in Kunst- und Kulturgeschichte. Köln: DuMont Buchverlag 1983
Leisegang, H.: Die Gnosis. Leipzig 1924
Luban-Plozza, B., und *W. Poldinger:* Der psychosomatische Kranke in der Praxis. Berlin, Heidelberg, New York 1977
Meyers Konversationslexikon, ein Nachschlagewerk des allgemeinen Wissens, Bd. 17. Leipzig und Wien 1897
Riegl, G.: Aktuelles Interview im Zahnärzteblatt Baden-Württemberg 6/1989. Stuttgart 1989
Röhrich, L.: Lexikon der sprichwörtlichen Redensarten. Freiburg i. Br. 1973

Römer, O.: Über die Zahnkaries mit Beziehung auf die Ergebnisse der Geistesforschung Dr. Rudolf Steiners. Stuttgart 1921

Roth, J.K.: Angst vor dem Zahnarzt, in: Psychologie heute, April 1988. Weinheim 1988

Salzmann, J.A.: History of Dentistry, in: Ecyclopedia Americana, Bd. 8. New York 1975 (vom Autor ins Deutsche übersetzt)

Saunders, C.M.: Galen, in: Encyclopedia Americana, Bd. 12. New York 1975 (vom Autor ins Deutsche übersetzt)

Schiel, J.: Aufgaben der Helferin überdenken, in: Zahnärztliche Mitteilungen 12/89. Köln 1989

Schultz-Hencke, H.: Lehrbuch der analytischen Psychotherapie. Stuttgart 1965

Schumacher, G.H.: Anatomie für Stomatologen, Bd. 1: Lehrbuch und Atlas. Leipzig: J.A. Barth 1984

Spitz, R.A.: Vom Säugling zum Kleinkind. Naturgeschichte der Mutter-Kindbeziehung im ersten Lebensjahr. Stuttgart 1974

Stauffer, E.: Die Berufswahl als Produkt von Eignung und Neigung, in: Die Psychologie des 20. Jahrhunderts, Bd. 13. Zürich 1981

Der Tages-Anzeiger, 20. 1. 1990 (AFP/TA-Meldung). Zürich

Die TAT, 30. 3. 1968, aus der «Schönwetterecke». Zürich

Tramer, M.: Lehrbuch der allgemeinen Kinderpsychiatrie. Basel und Stuttgart 1964

Wolff, H.G.: Protective Reaction Patterns and Disease, in: Ann. of Int. Med. 27 (1947), S. 944–968, zitiert nach L. Janus, Spezifitätsmodelle

Wolff, V.: Trauerfall. Wie der Beruf die Lebenserwartung beeinflußt, in: Capital 10/1988. Zürich 1988

Uexküll, T. von: Lehrbuch der Psychosomatischen Medizin. München, Wien, Baltimore 1986